JN330729

はじめに

　この"健口免疫アプローチ"本をまとめるきっかけは、今から10年ほど前の、姉弟子のひと言でした。「ねえツブ、免疫って大事よねぇ。だって病気に対するカラダの反応は人によって全然違うんだもの……」「なるほど、う蝕や歯周病の進行や治癒形態は人によってマチマチだ。いや、同じ一人の患者さんであっても、元気な時と風邪を引いた時とでは口腔内の状況が別人のようだ……」「カラダのチカラはその人の健口を支配している……」「"全身と局所"をつなぐキーワードは"免疫"だ……」　そして、その日から患者さんを診る目が変わっていったのを、最近のことのように覚えています。

　きっかけをつかんだら、早速医院で実践です……　たとえば、問診（現代風には医療面接）の既往歴欄には、患者さんが発する何気ない体調変化や心の痛みなど、その言葉どおりに記録するように心がけました。それに対して、食事や睡眠指導、あるいは雑談であってもスタッフが"何を言ったか"書き残し、患者さんの生活全体の変化をカルテで把握できるようにしました。その瞬間のスナップ写真もどんどん撮り、後日「体調の悪かったあの時の口の中は、こんな感じでしたね」のように、"全身と局所"の関係が理解しやすい資料を蓄積させていきました。当時を振り返ってみると、設備投資や勉強会ゼロの簡単な医院改革でしたが、10年続ければ症例が増えて院内対応も軌道に乗り、"口腔と生体のダイナミックな関係"を患者さんに説明しやすくなってくるものです……　かくして、これらの蓄積と成果をベースに本書が完成しました。

　私が伝えたい"健口免疫アプローチ"とは、悩める患者さんの心の扉を"免疫というカギ"で開くことです。そのカギは患者さんへのひと言ひと言に凝縮されることから、本書では「具体的な説明方法」をきわめて大切な項目と位置づけております。また、言葉の内容が単なる思想的表現で終わらないように、裏づけとなる科学的根拠（学問的に何を意味するのか、学術論文では何がポイントなのか）の解説にも力を入れております。どうか、皆様の"目の前の患者さん"を思い浮かべながら、読み進めていってください。本書を手にとられた皆様へ感謝の気持ちとともに、1つでも多くのヒントを引き出し、自分流の"健口免疫アプローチ"を組み立ててほしいと願っております。

2012年10月　朝のやわらかい日差しと共に

螺良修一

もくじ

序論　これだけは外せない！健口免疫学の基礎　　7

Q1 免疫力……って 何？　　9

Q2 免疫アプローチの第一歩は？　　10

Q3 免疫、免疫……っていうけれど、　　11
何のどんなはたらきのことなの？

Q4 自律神経とチーム白血球との関係は？　　12

Q5 免疫アプローチに取り組むうえで　　13
もっとも大切なことは？

アプローチのヒント
患者さんの心の扉を開くカギ　普通の問診から健口問診へ／14

まとめ　　15

Message Board
・"健口免疫アプローチ"が誕生するまで／16
・"免疫シャワー"を浴びせよう／16

本論　事例でわかる！健口免疫アプローチの実際　　17

テーマ1　歯肉からの出血

①初診時のアプローチ例　　20

②メインテナンス時のアプローチ例　　22

③基礎疾患のある高齢患者へのアプローチ例　　24

テーマ2　ストレス

①ストレス性歯周炎患者へのアプローチ例 ……………………… 26
②心身不安定による不定愁訴（口の渇きと味の悪さ）……………… 28
　患者へのアプローチ例
③口内炎を訴える患者へのアプローチ例 ………………………… 30

テーマ3　全身疾患

①高血圧患者へのアプローチ例 …………………………………… 32
②糖尿病患者へのアプローチ例 …………………………………… 34
③骨粗鬆症患者へのアプローチ例 ………………………………… 36
④膠原病患者へのアプローチ例 …………………………………… 38
⑤肥満の患者へのアプローチ例 …………………………………… 40

テーマ4　生活習慣

①天候不良による口腔内不調和を訴える患者への ……………… 42
　アプローチ例
②お酒やタバコの影響を気にする患者へのアプローチ例 ……… 44
③睡眠不足で口腔内不調和を訴える患者へのアプローチ例 …… 46

テーマ5　女性の健康

①生理になると口腔内不調和になる患者へのアプローチ例 …… 48
②口臭（生理期）が気になる患者へのアプローチ例 ……………… 50
③歯と歯肉の色をきれいにしたい患者へのアプローチ例 ……… 52

テーマ6　アンチエイジング

①唾液の出が悪いと訴える患者へのアプローチ例 …… 54

②味覚異常を訴える患者へのアプローチ例 …… 56

③（痛みがあるにもかかわらず）噛むことにこだわりのある患者へのアプローチ例 …… 58

テーマ7　アレルギー

①レジン系材料のリスクを気にする保護者へのアプローチ例 …… 60

②補綴物による金属アレルギーを訴える患者へのアプローチ例 …… 62

③特定の食べ物でトラブルを訴える患者へのアプローチ例 …… 64

テーマ8　アドバンス臨床

①"健康オタク"な患者へのPMTC時のアプローチ例 …… 66

②インプラント手術決定後も不安な患者へのアプローチ例 …… 68

③矯正治療中に起こるトラブルが心配な患者へのアプローチ例 …… 70

Message Board
・「とりあえず様子をみましょう」をきちんとした言葉で伝えるには／72
・一人ひとりの個体差に応じて"キモリの心"で接しよう／72

本書の理解を深める　参考文献ガイド　73

序論

これだけは外せない！
健口免疫学の基礎

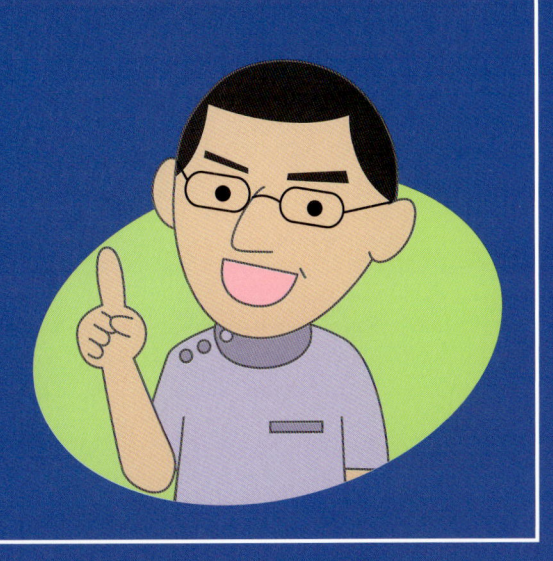

指導＆トークに今すぐ活かせる　知っ得！納得！健口免疫アプローチ

序論　これだけは外せない！健口免疫学の基礎

まず序論では、"なぜ免疫アプローチが必要か（図1）"理解するうえで欠かせない基礎知識、あるいは導入のきっかけを学んでもらいます。ここで取り上げる5つのクエスチョンから、そのヒントをマスターすれば、今日から即実践できるはずです。

なぜ今免疫学か　──半健口から健口へ（図1）

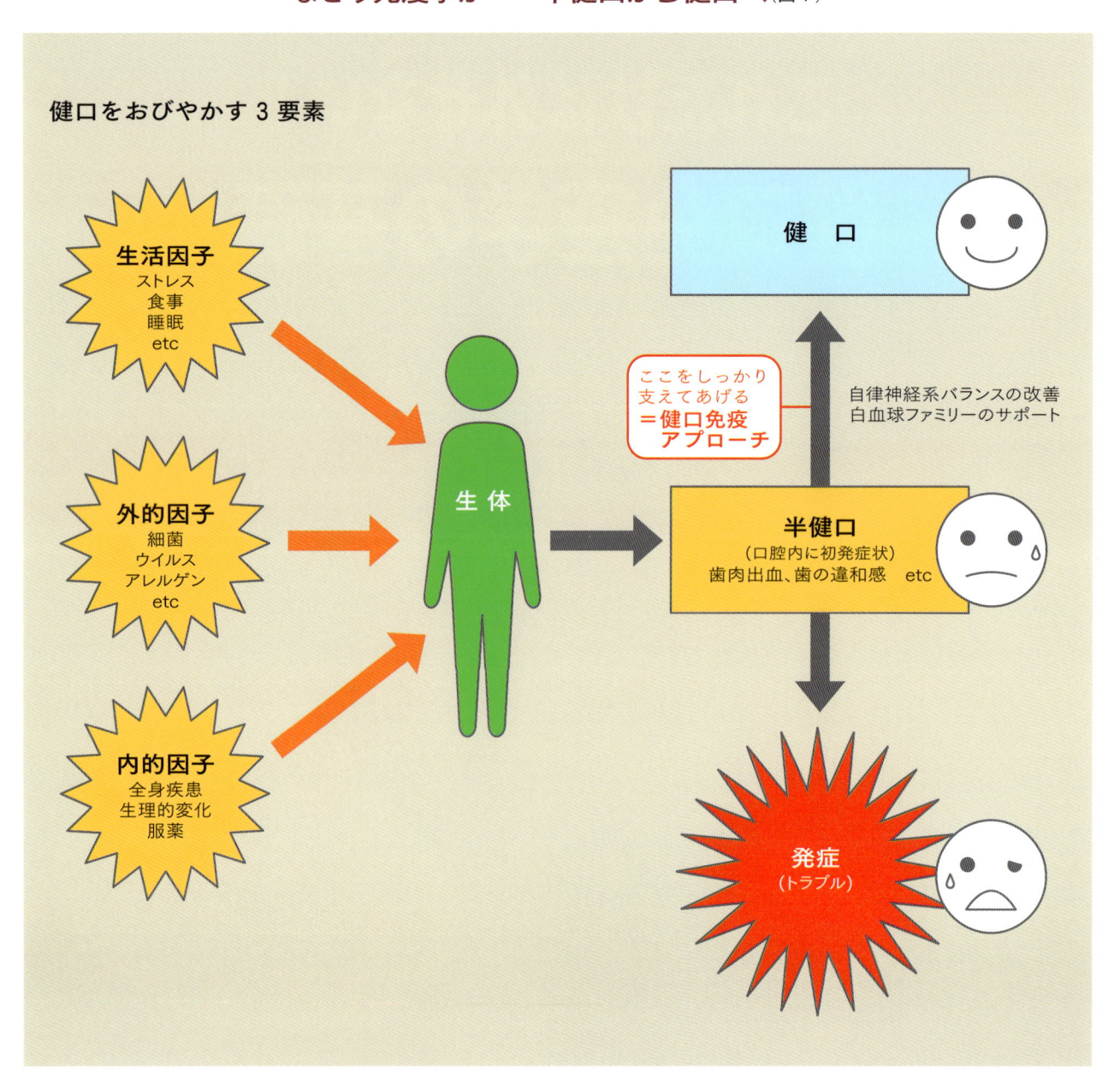

健口をおびやかす3要素

- 生活因子：ストレス、食事、睡眠 etc
- 外的因子：細菌、ウイルス、アレルゲン etc
- 内的因子：全身疾患、生理的変化、服薬

→ 生体 → 半健口（口腔内に初発症状）歯肉出血、歯の違和感 etc → 発症（トラブル）

ここをしっかり支えてあげる＝健口免疫アプローチ

自律神経系バランスの改善　白血球ファミリーのサポート

→ 健口

Q1 免疫力…… って 何?

A1 ズバリ"カラダのチカラ"です。チカラが強いほど健康で病気になりにくく、また病気になっても早く治ります。それはお口の中でも同じこと……　歯肉炎、口内炎などを早く治すには何といってもカラダのチカラが資本となります。

毎日交わそう"免疫トーク"

歯肉がよく腫れる患者さんをイメージしてください。「なぜ腫れたの?」と問診しながら、皆さんなら「ひょっとして体調悪いんじゃないかな?」と考えますよね……　そして「歯肉が腫れたことと体調とのかかわりあい」を説明することでしょう（図2）。これこそが"免疫トーク"です。私たちが日常臨床でいかにカラダの話をしているか、そして、お口と全身との結びつきを意識しているか……　皆さんなりに振り返ってみてください。

免疫力が下がれば歯肉が腫れる、逆に高まれば歯肉が良くなる……　お口の中のトラブルを建て直すためなら、カラダのチカラに直結する「疲労回復方法」や「体質改善アドバイス」もどんどん伝授してあげるべきでしょう。筆者はよく「歯肉を治すにはよく休んで、そして果物や野菜をたくさん食べましょう」と話しています。健口／生活／健康の三者は切っても切れない関係ですし、日々の診療の合間の免疫トークは、そのことを伝える大きなチャンスとなります。

免疫力とは、抵抗力、治癒力、回復力など、困難に立ち向かおうとする身体の防衛力（生体防御）の総称です。あなたの患者さんにあてはまる言葉に置き換えて説明してみるのもよいかもしれません。

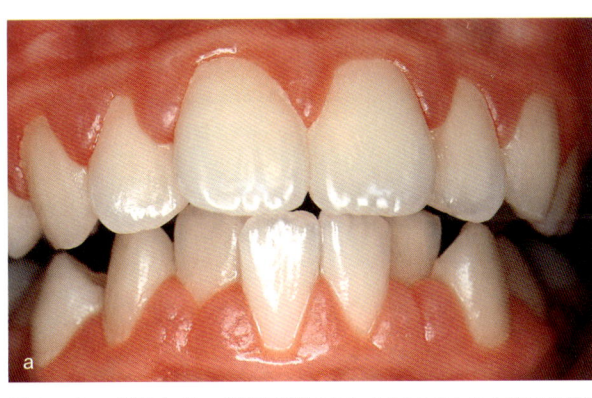

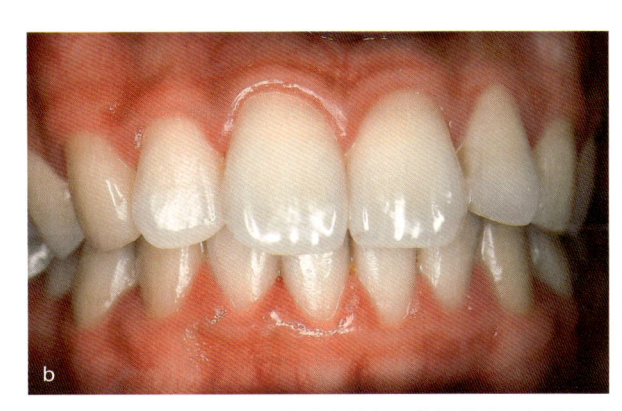

図2 a, b　19歳女性。就職直後（a）と1年後（b）の歯肉の状態に注目。過度の緊張状態にあった就職直後と、職場環境にも慣れ落ち着いた1年後では歯肉のコンディションが違うことがわかる。

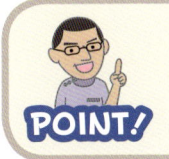

POINT! お口の健康のために"カラダのチカラ"を高めるサポートをしましょう。「カラダ良ければお口もヨシ!」ですよ。

Q2 免疫アプローチの第一歩は？

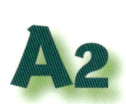

A2 自律神経型による患者さんのタイプ別分類からはじめてみましょう。あなたの患者さんが「交感神経型」「副交感神経型」のどちらに近いかを見極めれば、その人の「個性＝免疫学的特性」にグッと近づくことができます。

自律神経型でわかる健口免疫学的特性

自律神経は"交感神経"と"副交感神経"2対の相互バランスにより生体を安定・コントロールさせてくれます。交感神経は身体を活発に動かす（心拍増強～全身活発化）回路、一方で副交感神経は身体を休ませる（心拍減弱～全身安静化）回路で、どちらが強くはたらきすぎると調子を崩してしまいます。とくに交感神経型の人はトラブルを起こしやすい傾向にあるようです。

図3aの人のように線が細く、浅黒く、見るからに神経質そうな人は"交感神経型＝緊張型"とよびます。口腔内の特徴は、"歯肉が腫れやすく、簡単に出血する"、どちらかといえば感受性の強いタイプです。筋緊張性ブラキシズムを起こしやすく、歯の形態も往々にして咬耗摩耗による四角い形をしているのが特徴的です。

一方で図3bのふっくら、色白で見るからに温厚そうな雰囲気の人は"副交感神経型＝リラックス型"とよびます。どちらかというと口腔や全身に問題の少ないタイプです。ただし、のんびりした性格がときにはマイナス（長時間のながら磨きによる歯肉退縮や知覚過敏など）になることも想定して向かい合ってほしいタイプでもあります。リラックス型の個性そのままに、歯の形態も丸みを帯びているのが特徴的です。

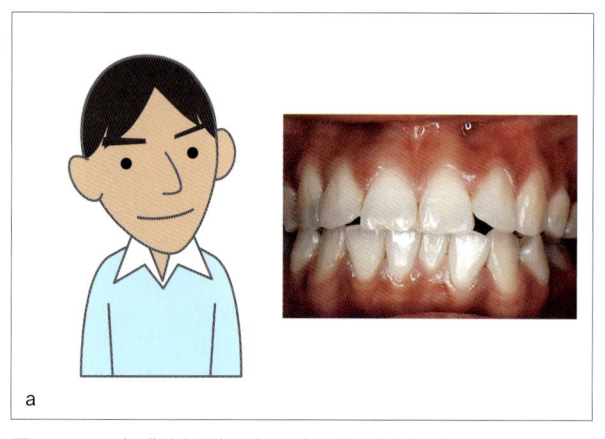

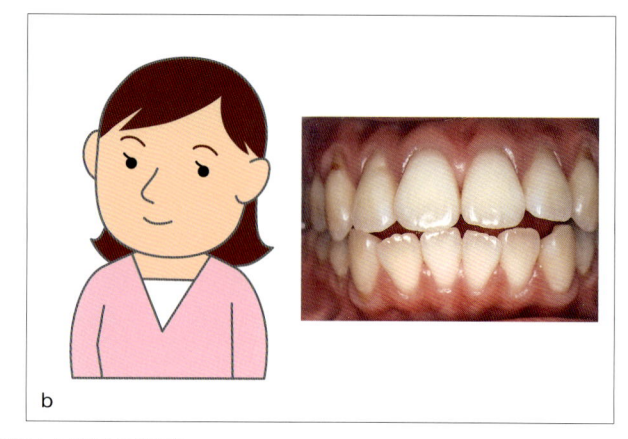

図3 a, b　交感神経型の人（a）と副交感神経型の人（b）の見ための特徴と口腔内の傾向。

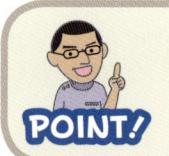

POINT! あなたの患者さんは、自律神経型で区別すると「交感神経型」「副交感神経型」のどちらですか？　患者さんの個性を自律神経型でとらえていくのが免疫アプローチの第一歩です。

Q3 免疫、免疫……　っていうけれど、何のどんなはたらきのことなの？

A3 免疫とは、"白血球"が担う"さまざまな生体防御反応"のことです。私たちが耳にする各種の免疫細胞のすべては「白血球ファミリー」に属し、各々の役割で、それぞれが連携し合って、私たちの身体を守ってくれているのです。

「チーム白血球」が身体を守る

免疫反応とは、白血球から分化したたくさんの細胞分子がシステマティックにはたらく一連の過程のことです。"免疫が強い人"とは白血球が"しっかりはたらいてくれる"人のことですが、健口免疫学においては、白血球ファミリー分子のなかでとくに重要な"3つの戦士(①マクロファージ、②顆粒球、③リンパ球)"について理解するとよいでしょう。

①マクロファージ、②顆粒球、③リンパ球は、免疫システムのエース級であり、つねに連携してはたらきます。そのため筆者は「チーム白血球(図4)」と名づけました。敵(細菌、ウイルスなど)を見つけたら真っ先に食いつくマクロファージ、強力な酸素爆弾(活性酸素)で最前線を防衛する顆粒球、最強のスナイパー、抗体を操るリンパ球、白血球に含まれるそれぞれの分量バランスは5：65：30％で、チームワークよく身体を守ってくれます。このチームワークが乱れると「免疫低下」が起こり、崩壊すれば「免疫不全」といって病気になったり、場合によっては取り返しのつかない事態を招くこともあるのです。

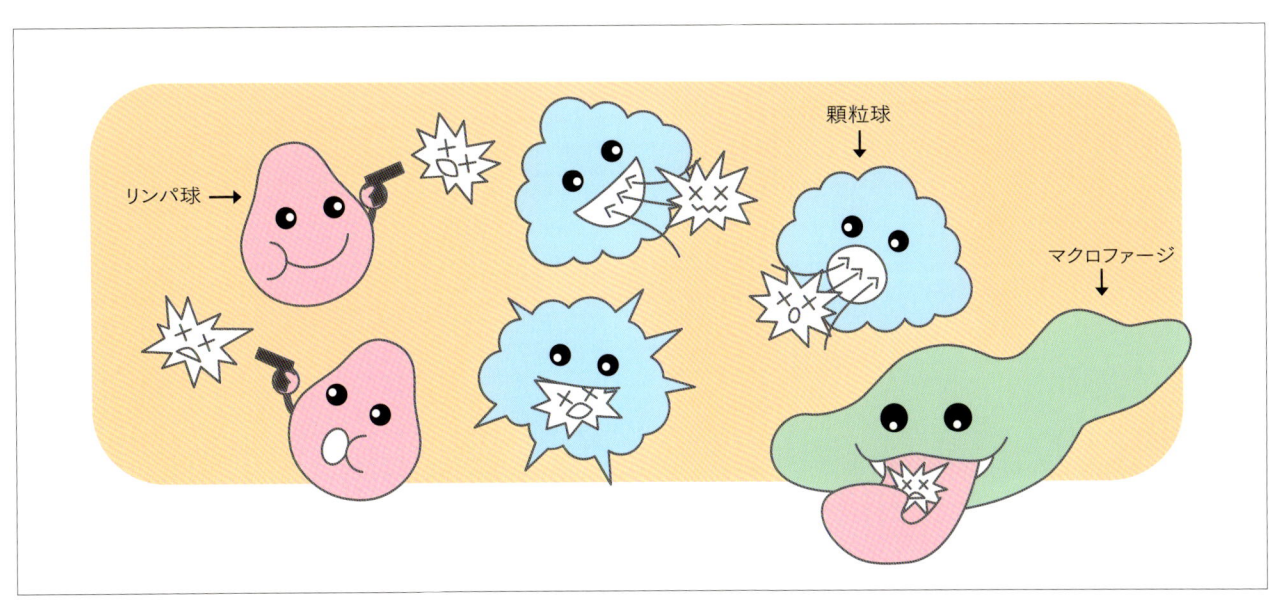

図4　チーム白血球。

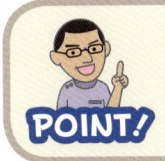

POINT! 免疫の主役は白血球。なかでも「チーム白血球」は免疫システムのエース級です。お口の中も、これらエースのはたらきにより、ガッチリ守られているのです。

Q4 自律神経とチーム白血球との関係は？

A4 自律神経と白血球は、免疫システムのなかでコラボレーションしています。交感神経は顆粒球を、副交感神経はリンパ球をコントロール（支配）しています。

……… 自律神経／白血球のコラボレーションで効果的な免疫システムを構築 ………

自律神経はチーム白血球を制御しています。自律神経回路はデジタル信号のごとく、神経線維を伝って情報伝達を行います。その伝令のなかには交感神経が顆粒球を、副交感神経がリンパ球をそれぞれ必要な部分に送り込むシステムも含まれます。これが自律神経／白血球の免疫コラボレーションです。チーム白血球は自律神経系ネットワークの力を借りて、よりスピーディに活動できるシステムを手に入れたのです。

ところが、この自律神経／白血球コラボレーションは両刃の剣でもあります。たとえば交感神経が作用しすぎると、それに応じて顆粒球も必要以上に送り込まれ、局所では攻撃する必要のない常在菌をも攻撃してしまいます。顆粒球が過剰にはたらくと口腔では口内炎や歯肉炎が発症し、全身的には胃腸炎や腎盂炎などが起きてしまうこともあります。ストレス性〇〇疾患の多くは、交感神経／顆粒球のオーバーアクションが起こす副反応のひとつなのです（図5）。就業直後、過度に緊張して肌が荒れたり、胃が痛んだりした経験のある歯科医師や歯科衛生士も少なくないのでは？　みずからの苦労した経験も、患者さんへの免疫トークの貴重な情報源になるかもしれません。

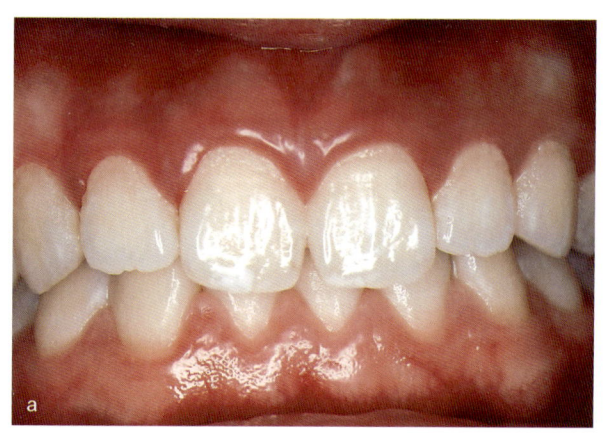

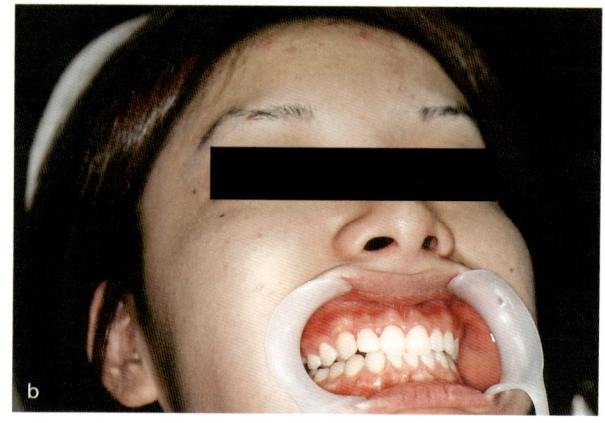

図5 a, b　24歳女性。ストレス由来の歯肉炎を診るときに、肌の具合も診るとよい。

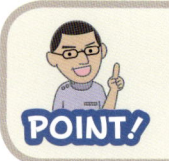

POINT! 自律神経は、チーム白血球とのコラボレーションにより複雑な免疫ネットワークをコントロールし、効率よく効果的にはたらいているのです。こうして二重三重の防衛手段をつくりあげています。

序論　これだけは外せない！　健口免疫学の基礎

Q5 免疫アプローチに取り組むうえでもっとも大切なことは？

A5 患者さんを"キモリの心"で診ること、そして「調子はいかがですか？」のひと言をかけることです。悩める患者さんの"心を開く"気持ちでアプローチしてみましょう。

……… 患者さんの心を開くことが免疫アプローチに欠かせないポイント ………

「キモリ（木も森も）を診る＝口腔（キ）も全身（モリ）も診る」とは、患者さんの口腔内にとどまらず、すべてを診て、すべてを受け止め、あらゆる角度から問題解決に臨むこと、これが健口免疫アプローチの真髄"キモリの心"です。図6の症例を診ながら想像してみましょう。口腔に関する問題解決には全身状態を知る必要があります。いずれか片方だけを突出して重要視して対応するのはいけません。口腔と全身の相互理解（木も森も診る＝キモリの心）があればこそ、解決への糸口をしっかりと導いていくことができるでしょう。

さて、キモリの心をもって患者さんに向かい合うとき、免疫アプローチがスタートするきっかけは、チェアに座った患者さんへの「調子はいかがですか？」の第一声ではじめることです。口腔はもちろん、今患者さんが一番訴えたいことを引き出せる"魔法のひと言"です。使い慣れてくると、患者さんもこちらの考えを理解し、いろいろなことを自分から話してくれるようになります。

誰でもいえる簡単なひと言ですが、筆者自身自然とできるようになるには10年かかりました。免疫アプローチというと、医療者側からの情報発信を連想しがちですが、実は患者側から積極的に参加してもらえるような環境づくりが不可欠なのです。

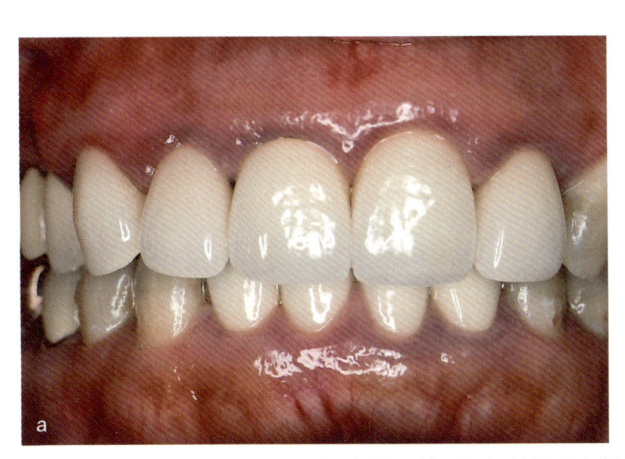

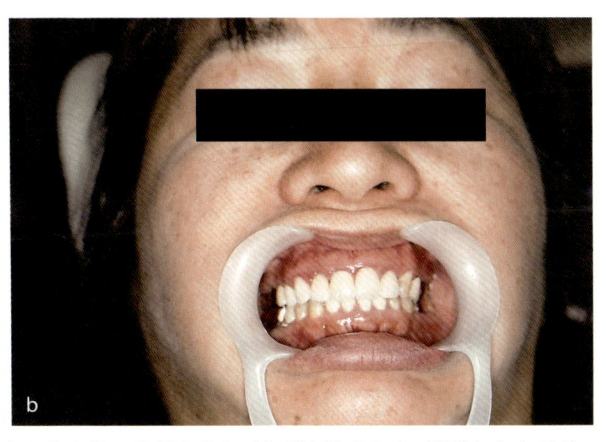

図6 a, b　48歳女性。歯肉不調和、知覚過敏、異味、乾燥感を訴える。やや小太りで表情からむくみ感がみられた。問診したところ、高血圧で降圧剤を服用。そのほか、抗精神病薬と入眠剤を内服。各種サプリメントも摂取していることがわかった。

POINT! 「調子はいかがですか？」のひと言は、"キモリの心"で患者さんの心の扉を開く、健口免疫アプローチの第一声です。

アプローチのヒント　**患者さんの心の扉を開くカギ　普通の問診から健口問診へ**

　健口免疫アプローチは患者さんに接する問診から始まります。歯科医院で「どうしました？」と聞けば、大多数の患者さんは「歯の悩み」を話し出すでしょう。そこから全身的な話題にはなかなか転じにくいものです。前頁で述べた「調子はいかがですか？」の"ズバリのひと言"からはじめる"健口問診"こそ、目の前の患者さんが今一番訴えたい悩みを引き出すコツです。

　たとえば、「歯が痛い……　寝不足が原因では？」と考えて来院した患者さんに対し、"ズバリのひと言"でアプローチすれば、必ずや身体の疲弊を訴えることでしょう。"ズバリのひと言"は、こちら側から会話をもちかけるのではなく、患者さんが積極的に話すきっかけになる「魔法のひと言」なのです。

　10年ほど前、筆者が「全身的な健康教育を歯科医院の運営理念の柱にしよう」と決意した頃、無記名の患者（院内）アンケート（図7）をとったことがあります。「体調と口腔保健の関係を知っていますか？」「口腔免疫という言葉から何を連想しますか？」など、これまでの一般的な問診では聞かないような項目をあえて選んで調査してみました。

　予想に反して多くの人が口腔と全身の結びつきを経験的に理解されているように感じました。そのアンケート調査を契機に、院内で免疫の種を巻く"免疫アプローチ"を本格的に根づかせようと努力しましたし、その後も活用しています。読者の皆さんも参考にされてはいかがでしょうか。

体調とお口の中のアンケート

① 体調が悪いとお口の中のトラブルも起こりやすくなる。ご存じでしたか？

　　・知っている（聞いたことがある）　　・はじめて聞いた

② 体調が悪い時、お口の中に表れる症状があれば、○をつけて下さい（複数可）
　　・口内炎ができる　　　・唇にトラブルがおこる　　・歯が腫れる
　　・歯肉から血がでる　　・歯や歯肉がしみる　　　　・味覚が変わる
　　・口臭を自覚する　　　・口が渇く（唾液が減る）　・歯がうずくようになる
　　・言葉が出にくくなる　・嫌な味がするようになる　・つばを飲む（生つば）
　　・歯を多く噛みしめる　・その他；＿＿＿＿＿＿＿＿＿＿＿＿＿＿

③ お口の健康に関する言葉、聞いたことがあるものすべてに○をつけて下さい
　　・唾液のペーハー　　　　　・知覚過敏　　　　　・歯肉炎／歯周炎
　　・エナメル質再石灰化　　　・ドライマウス　　　・生理的口臭
　　・口腔内常在菌　　　　　　・バイオフィルム
　　・プロバイオティクス（身体に有益なバクテリア）
　　・炎症性サイトカイン（炎症時に分泌される液性タンパク）
　　・緊張性ブラキシズム（ストレス、緊張下の歯ぎしりなど）

④ お口のトラブル解決策、試した項目があれば○で囲んで下さい（複数可）
　　・口内炎用の軟膏　　・各種うがい液　　・知覚過敏用ペースト
　　・サプリメント　　　・医療用マウスピース

⑤ 口腔免疫という言葉から何を連想しますか？　（例：ムシ歯予防…）

⑥ 皆さんのお口のトラブル、受診前に自分で何か（応急的に）しましたか？
　　例　口内炎＿＿＿＿＿＿に対して＿＿＿マルチビタミン錠を飲んだ
　　　　＿＿＿＿＿＿＿に対して＿＿＿＿＿＿＿＿

⑦ 当院では全身の健康教育が極めて大切と考えております。この点について、皆様のご意見、アイデア、改善すべき点など　お書き下さい。

図7　体調とお口の中のアンケート。

まとめ

　免疫力とは「命のすべて」といっても過言ではありません。それは病気にならない"抵抗力"であり、傷を治す際の"治癒力"であり、再び元気にしてくれる"回復力"……　すなわち"カラダのチカラ"そのものです。私たちは心も身体も多くの難敵に免疫力で立ち向かい健康を維持しています。冒頭で示したとおり、ストレスや偏食、睡眠不足など「生活因子」、細菌やウイルス、アレルゲンなど「外的因子」、全身疾患や生理的変化、服薬などの「内的因子」、これら3つの要素が絡み合って生体をおびやかす"敵"となって、心身に影響を及ぼします。口腔の問題でいえば、半健口から口腔内のトラブル・病気の発症へ、全身的には心身の不調から病気の発症へとつながります。そして、もし免疫力が破綻し、立ち向かえなくなってしまったら……　それは「死」、すなわち命の終焉を意味します。

　歯科医療において「個々の患者さんを免疫学的な視点で診ていこう」という考え方で臨床に取り組むことが"健口免疫アプローチ"です。それは、患者さんがチェアに座る前、診療室に入ってきたその瞬間からはじまります。アプローチの第一歩は「自律神経型のタイプ別分類」です。患者さんの表情、挙動、雰囲気から「交感神経型」か「副交感神経型」かを推察することです。

　免疫力の主役は何といっても白血球です。主要な三要素（マクロファージ、顆粒球、リンパ球）は自律神経系に操られ、瞬時に全身を駆けめぐります。自律神経／チーム白血球の免疫コラボレーションによって、迅速適切な防衛反応が24時間休むことなく身体の中で展開されているのです。患者さんの見ためから自律神経型のタイプをつかみ、チーム白血球とのかかわりを理解して、このすばらしい免疫システムを、個々の患者さんへの栄養指導や生活指導などの全身の健康教育をとおして歯科医療のなかで伝えていくことが、健口免疫アプローチの真骨頂なのです。

　それには思想的な基盤が欠かせません。そのポイントは、前述のとおり"キモリの心"で患者さんを診ることで"カラダのチカラ"を最大限に引き出すことであると考えます。キ（木）もモリ（森）もみて、口腔を全身の一部としてとらえて医療を進めていく姿勢が重要ではないでしょうか。

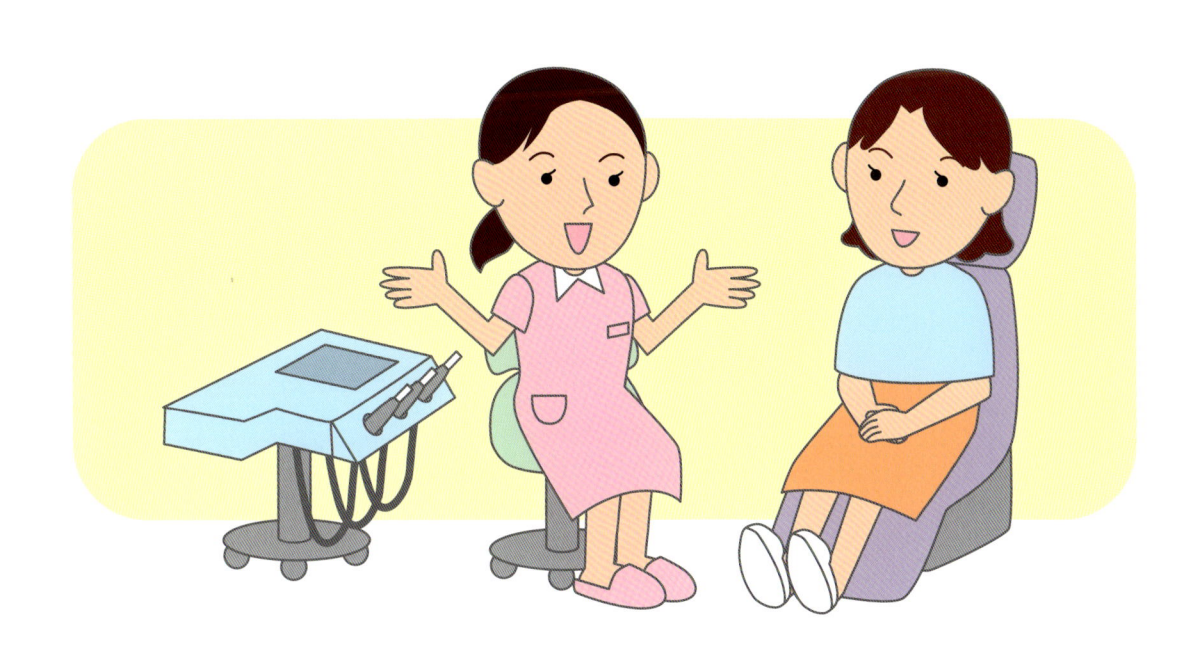

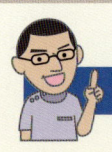

Message Board

"健口免疫アプローチ"が誕生するまで

　筆者は「言葉をつくる」ことに、こだわりをもっています。医療のプロである私たちが発信する言葉ですから、理念に基づき、しっかりと定義されたものでなければなりません。健口免疫アプローチとは「**健口**（＝健康）を手に入れるために、その人の**免疫**という観点から介入（＝**アプローチ**）していこう」という意味です。この３つのコンポーネントは、どれかが欠けても成立しません。

　言葉のもつエネルギーは絶大です。シンプル（わかりやすい）でエネルギッシュ（情熱にあふれた）なフレーズは、悩める患者さんを救うチャンスにつながるはず……　健口免疫アプローチは、そんな願いを込めて筆者がつくった新しい言葉のひとつです。

"免疫シャワー"を浴びせよう

　限られた診療時間のなかで、シャワーを浴びせるように免疫トークを行いましょう。健口免疫アプローチの真髄は"言葉による医療"　……皆さんが発信するひと言ひと言が良薬にも勝るパワーを発揮するのです。

　風邪を引いて口内炎がたくさん……　という人が目の前に現れたら、あなたなら何を話しますか？　筆者は「**元気に**なれば必ず治ります。２～３日は患部を刺激しすぎず、**ビタミン**の豊富な飲み物をとり、少しでも多くの**睡眠**をとってください」とお話します。……でもこれって、あたり前のフレーズですよね。このよくあるあたり前のフレーズでも、発信する側が"免疫という観点"からそのキーワードを理解し、それらをリッチに含めたうえで伝える（浴びせる）こと、これこそが"免疫シャワー"なのです。患者さんとふれあう一瞬を無駄にせず、１フレーズでも多くの免疫シャワーを浴びせてあげましょう。

本論

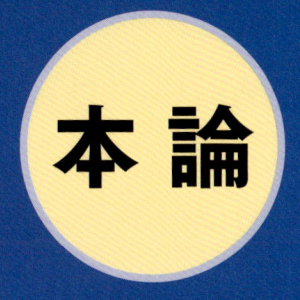

事例でわかる！
健口免疫アプローチの実際

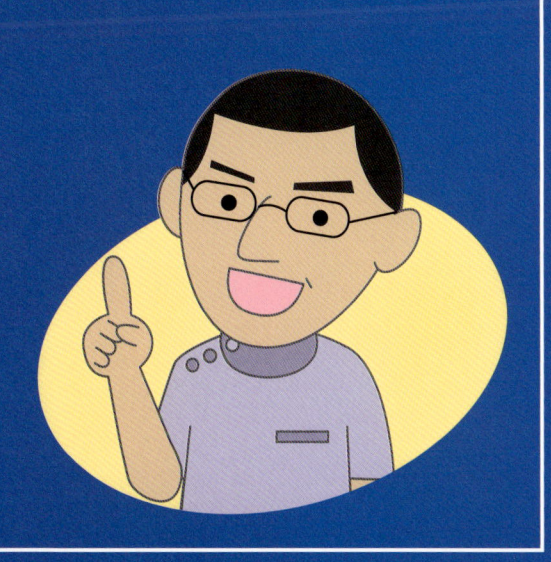

本論 事例でわかる！健口免疫アプローチの実際

各テーマおよび取り上げるケースは、臨床でよく経験される訴えや、最近話題のトピック、ぜひ知っておきたい項目などから選んでいます。

患者さんの主訴（症状、不安なこと、疑問、要望など）と年齢・性別等を提示しています。

患者さんの訴えに対して、「健口問診」（14頁参照）を行い、得られた情報などを紹介。患者さんへのアドバイスにつなげるヒントをつかむ手がかりが得られます。

③歯と歯肉の色をきれいにしたい患者へのアプローチ例

テーマ5 女性の健康

患者の訴え

歯も歯肉も美しくしたい！

（30歳女性）

問診で得られた患者情報

❶ 30歳を契機にすでに断煙している
❷ 黄ばんだ歯、黒ずんだ歯肉を美しくしたい。身体を傷めず自然な方法でトライしたい
❸ 内科的な問題や現症、既往、内服等の問題なし
❹ 口腔ケア（PMTC）を定期的に継続中

患者へのアドバイス

● 歯の色素沈着は体の内側からも分解される ☞1 ものです。歯の本体すべてを大切に考えていきましょう。
● 歯肉はビタミンの栄養補給で新陳代謝のパワーアップが期待できます ☞2 。歯も歯肉も外側ばかり気にするのではなく、中からの力も最大限引き出すようにやってみましょう。

患者さんの訴えと問診で得られた情報をもとに、その原因や対処・解決法、改善するまでの期間などを"免疫学的なアプローチのヒント（下線部）"を交えて医療者側が行った具体的なアドバイス例を示しています。読者の皆さんが臨床で"即使える"表現を意識しています。

■本論の見方・活かし方

目の前の患者さんの自律神経型（交感神経型か副交感神経型か）を区別できれば、症状に対する「チーム白血球の影響力」が推測できます……生体はどのように立ち向かっているのか、これからどうなるか。抽象的な訴え、予測困難な病態変化であっても、その人の"カラダのチカラ"を見抜くことは、適切で合理的な対処や治療計画を導く強力な論理的根拠となるでしょう。一人ひとり違った病態をたった1つのガイドラインにあてはめることなど、ある意味ナンセンス。本論では、実際の症例を数多く紹介していきますが、これらに対し「自分ならどのように介入するだろう……」とイメージしながら読み進めてください。序論で述べた"キモリの心"で患者さんの心の扉を開いたら、さあ、健口免疫アプローチのスタートです。

本事例から学ぶ健口免疫アプローチ

☞ 1　歯の色素沈着は内側からも分解されるとは？

歯の表層に染み込んだ色素はこすっても落ちないですが、中から分解させるチャンスはあります。これは歯の神経（＝歯髄）が内側から浄化する役割もおっているからです。歯髄を守ることが歯のいろいろな機能の持続につながる……　歯の表面の刺激が象牙細管内の組織液の流れを変化させ、歯髄の神経を刺激する（疼痛等の発現）という「動水力学説」の応用と考えるとよいでしょう。

☞ 2　健康な歯肉とビタミンとの関係は？

歯肉も含め生体の皮膚を構成するタンパク質の80％以上はコラーゲン（線維性で強く硬い組織を形成できるタンパク質）です。そのコラーゲンはビタミンの供給で新陳代謝が加速されるため、良いコラーゲン＝良い歯肉を産生するためにもビタミンの栄養補給は欠かせません。また、ビタミンは直接塗布よりも食事から（内側から）の摂取が望ましいです。（44頁テーマ4-②も参照のこと）

図26　図27　図28

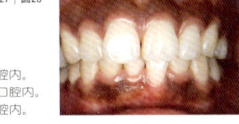

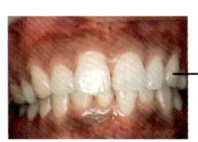

図26　初診時の口腔内。
図27　8か月後の口腔内。
図28　3年後の口腔内。

【解説】
筆者の主観で科学的根拠はありませんが、禁煙（断煙）に成功した患者さん（特別な道具や補助剤を使わずみずからを律して達成したような意志・意識の強い人）は、その後の健口管理がさらに熱心になるように感じています。まるで「ナチュラル・ビューティー」に目覚めたかのように高価な口腔清掃器具を購入したり、審美治療についての要望をぶつけてきます。

この女性に対しても「歯のホワイトニング」と「歯肉のブリーチ（メラニン除去治療）」を紹介しました。ただ、この人の場合、治療のメリットを理解しつつも、"自然な方法（歯を削らない、歯肉を傷めない）"志向が強く（治療に対しての抵抗があるわけではない）、治療を希望することはありませんでした。そこで「歯の内部は水が循環している」「ビタミンCが歯肉細胞の代謝を加速する」というキーワードを与えたところ、食いつきがよかったのです。「しっかり磨こう」「フッ素コーティングしよう」など、歯の外側からの概念は叩き込まれている人が多いのですが、内側からの話を聞く機会は少ないようです。

さて、現実的な対応としては、歯の審美はエアフロー主体のPMTC、歯肉の審美は栄養学的な指導と必要に応じてビタミン軟膏（局所塗布用）を紹介、半年に一度のペースで改善具合を評価していくことになりました（図26〜28）。今日明日の治療方法がない場合「どうにもなりません」と簡単に済ませそうな症例でも、"キモリの心（13頁参照）"で対応すれば、何かしらのアドバイスができるものです。

POINT!　表面表層からの処置は限られていますが、"身体の中から"向き合っていきたいこのような症例では、歯はエアフロー＆研磨を重ねながら、歯の保水性にともなう色素排除のメカニズム、歯肉はビタミンによる細胞の代謝活性促進などを題材に、口腔に関する意識を高めるようモチベーションしましょう。

左頁下の医療者側が行ったアドバイスに交えた免疫学的情報（下線部）の、根拠や理解を深める回答となっています。患者さんから「もっと詳しく知りたい！」といった声が上がったような際にも活用できる内容です。

ケースによっては、実際にこのアプローチをもとに対応した患者さんの口腔内の変化等を写真で提示しています。

取り上げたアプローチ例を総括する「解説」となっています。皆さんが実際に行う際のヒントや注意事項などを詳述しています。

臨床で経験される似たようなケースに遭遇した場合に"心がけるべき"患者さんへのアプローチ法をワンポイントでまとめています。

テーマ1 歯肉からの出血

① 初診時のアプローチ例

患者の訴え

このところ急に歯肉から出血がひどくなって……
しっかり磨いているはずなのになぜ？

（25歳女性、口腔清掃状態良好）

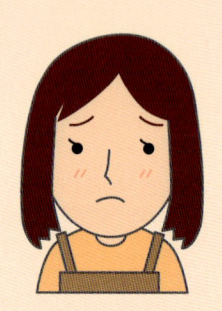

問診で得られた患者情報

1. 歯磨きは毎食後＋α、半年に一度は歯科健診を受診
2. 自他ともに特殊な病気を経験した家族はいない
3. 転職後2か月経過し、ようやく慣れてきたが、心身ともに疲れ、眠りが不十分

患者へのアドバイス

- 仕事による疲労が心身ともに積み重なり☞1、普通とは違う☞2歯肉の腫れと出血が起きたのかもしれません。
- お口の衛生管理は今までどおりで結構ですので、リラックスする時間を多くとり☞3、長めに睡眠時間をとってみましょう。
- 1週間もすれば☞3歯肉の腫れは引いてくると思います。

本事例から学ぶ健口免疫アプローチ

👉 1　疲労が心身ともに積み重なるとどうなるの？

仕事の疲れで自律神経系のバランスが崩れはじめると、交感神経系が優位に（強く）なってきます。

👉 2　普通とはどう違うの？

交感神経系が優位に（強く）なってくると、交感神経系に制御される顆粒球は常在菌をも攻撃ターゲットにするようになります。このため、歯肉表層付近では激しいバトルが起こり、生体防御反応（出血や排膿）が進みます（図1）。

👉 3　リラックスする時間を多くとるとよいのはなぜ？

仕事の疲れを癒やすことで副交感神経系が円滑にはたらくようになり、成長ホルモンなど各種修復因子のはたらきで、最終的に急性症状から脱出できる（1週間くらい後）からです（図2）。

図1｜図2

図1　初診時の口腔内。全顎的に出血や腫脹がみられる。
図2　2週間後来院時の口腔内。出血や腫脹が改善傾向にある。アドバイスに従い、睡眠時間を多めにとり、好きな音楽を聴いてリラックスを心がけたとのこと。

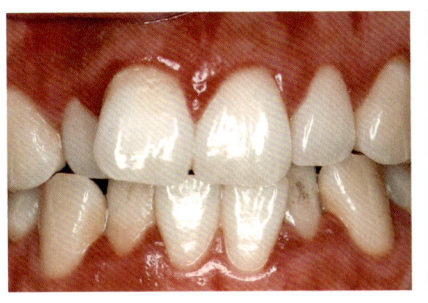

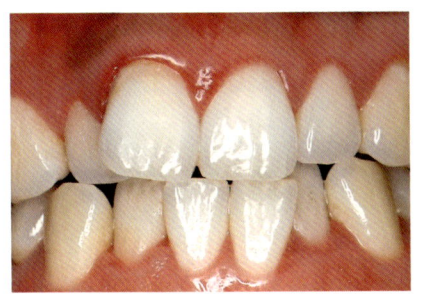

[解説]

問診での患者情報①と②で口腔内の現症既往、また家族歴や基礎疾患経験にも布石はないことがわかり、残された③生活環境の修正……に免疫アプローチのヒントがある症例です。痛みを訴え、炎症傾向が強く出ているようなら、免疫アプローチと併行する対症療法として適宜含嗽薬を処方してもよいでしょう。

TBIや口腔衛生治療を行いたい場合、ピークをすぎた頃（1～2週間くらい）に行います。

また、症状が出た時期（「仕事に慣れてきた今頃にトラブル……」）もポイントです。就職直後は緊張状態がむしろプラスに作用していたのでしょう。交感神経系の興奮状態も、適度な（初期の）段階では問題になりません。私たちのカラダのチカラの複雑さ（「気が張っていたときは元気だったけど、ふと気がゆるんだ途端に風邪を引いてしまった」のような例）を、皆さんも経験されたことがあるでしょう。生活環境の変化（この症例では、緊張の糸がゆるみはじめた頃……）した時期に注目することも、問題解決に役立つと思います。たとえ小さな情報でも、何でも話してもらうと、よい結果につながります。

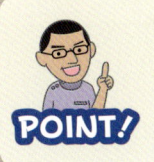

POINT！　心身疲労が引き金で歯肉がトラブルを起こした症例では、自律神経系のバランスが崩れていると考えられますので、白血球の過剰防衛による出血排膿に対する免疫アプローチが効果的です。具体的には、リラックスアドバイスがもっとも有効です。生活スタイルを修正しながら"カラダの中から"治すような方向づけを心がけましょう。

テーマ1 歯肉からの出血

② メインテナンス時のアプローチ例

患者の訴え

（半年ごとのメインテナンス来院時）

左上の歯肉からわずかに血や膿が出てとっても嫌な味がする……

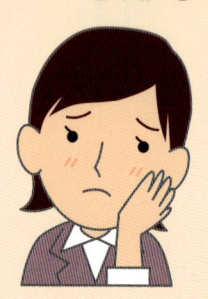

（30歳女性、口腔清掃状態良好）

問診で得られた患者情報

❶ 左上の歯肉からは周期的に（1か月に1回程度）血や膿、苦味を感じる液が出る
❷ 疲れや寝不足等が重なると❶の症状が出る。体調に関係するようだ
❸ 母親は歯周病の傾向がある（自分も将来心配）

患者へのアドバイス

- 歯と歯肉の境目は歯周病に対する抵抗力の強い液性の成分 ☞1 で守られています。身体の調子が悪くなると分泌量が増える ☞2 ので、あふれ出ると唾液で広がり独特の苦味を感じます。
- これらの抵抗力は家族で共通する ☞3 傾向が強く、とくに母親と娘はよく類似する特性があるので、メインテナンスはしっかりと継続してください。
- 苦味を感じるときは体調変化に注意し、こまめに口をゆすぐとよいでしょう。

本事例から学ぶ健口免疫アプローチ

☞ 1 　歯周病に対する抵抗力の強い液性の成分とは？

　　　歯肉溝滲出液のことで、歯周病に関連する各種細菌の活動を防御し、歯肉を守っています。

☞ 2 　身体の調子が悪くなると歯肉溝滲出液の分泌量が増えるのはなぜ？

　　　歯肉の炎症が進むと分泌量が増えるためです。臨床的には、歯肉溝滲出液の量によって歯肉の炎症の程度を判定することができます。

☞ 3 　歯周病に対する抵抗力は家族で共通するとは？

　　　歯周病に限らず、慢性疾患の多くは遺伝的に家族間の共通性および個人差（＝遺伝子多型）があります。この患者さんのように母親が歯周病傾向の場合、考慮する必要があります。

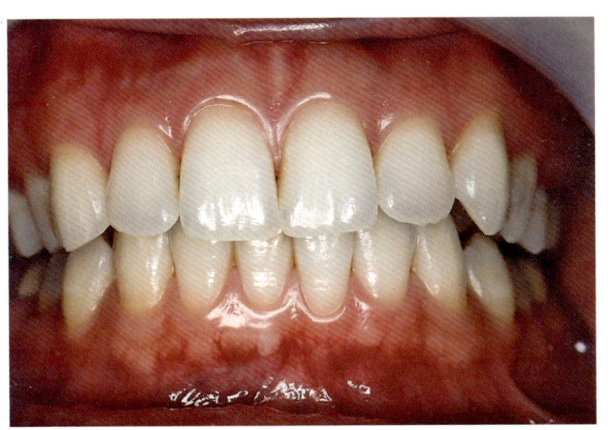

図3　メインテナンス来院時の口腔内。

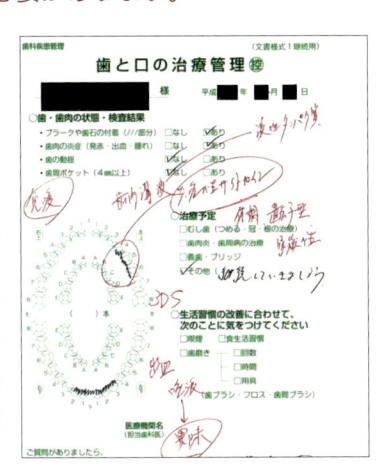

図4　患者さんへの説明に用いた提供文書。この患者さんは口腔内への関心が強く、理解度も高かったこともあり、専門的な用語も交えて解説した。

[解説]
　ややリスクのある慢性辺縁性歯周炎の定期ケア＆見守り症例です（図3）。問診①や②で体調変化と口腔内の相関を本人なりに感じ、かつ③では遺伝的な心配もしているという、冷静かつしっかり自己分析をしている人です。健口免疫アプローチとしては、歯周病の特徴や対策について解説しました。歯肉溝滲出液の存在意義、それが炎症のスイッチをオン・オフする役目があること（＝炎症性サイトカイン）と、それは液性のタンパク質で苦味の原因になることなどを科学的に説明しています。また、家族間の問題について、多くの慢性疾患と同様に歯周病も家族間の共通性があるため、ケアプランにかかわる可能性を示唆し、体調管理と自己管理の方法（メインテナンスの継続）をアドバイスしています。実際の症例で用いたメモ書き（図4）を参照してください。
　この患者さんは、知識欲旺盛で理解力が高い（理系の大学を卒業している……）ため、免疫トークもできる範囲で医学用語を交えて解説し、本人の疑問に応えている様子がわかると思います。

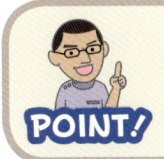

POINT! 歯周病の免疫応答について解説・指導する場合、歯肉溝滲出液の存在を感覚的に理解している患者さんは予想以上に多く、そのような人は体調変化と口腔との関係についても敏感です。遺伝子多型についても、その概念を理解してもらい、積極的なケアにつなげていければ、合格点があげられるでしょう。

テーマ1 歯肉からの出血

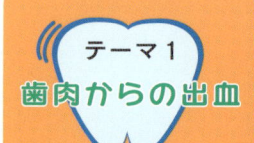

③ 基礎疾患のある高齢患者へのアプローチ例

患者の訴え

（3か月ごとのメインテナンス来院時）

よく血の味がする。もしかすると"がん"ではないかと不安で……

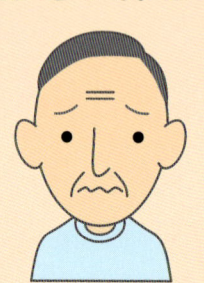

（68歳男性、口腔清掃状態良好）

問診で得られた患者情報

1. 歯肉の出血は不定期で起床〜午前中がやや多いように感じる。間歇的である
2. 血栓予防にワーファリン®を内服。医者からの指示は守っている
3. 効き手がやや不自由なため、歯磨きできないときもある

患者へのアドバイス

- 出血は原疾患と飲んでいる薬が関係していると思われ、現時点で早急な問題はないと考えます。体調や時間帯の影響を受ける☞1ようですので、内科主治医にその旨相談してみましょう。
- お口の中はできる限り清潔に保つ☞2ように心掛けてください。手で磨けないときは、うがい液を活用しましょう。

本事例から学ぶ健口免疫アプローチ

☞ 1 時間帯の影響があるの？

起床後〜午前中の身体は交感神経系が活発化(心拍増強、脈拍増加)します。そのため、やや出血傾向になります。

☞ 2 なぜ清潔に保つことが大事なの？

薬の服用方法や食生活の際のルール(納豆やクロレラなど、ビタミンKの食材は食べないこと　など)は守ることができているので、この患者さんの歯肉の出血は日常生活や内科的問題によるものではなく、口腔内常在菌叢との兼ね合いが主要因ととらえられるからです。そのため、引き続き口腔衛生指導に力を入れていけばよいと考えられます。

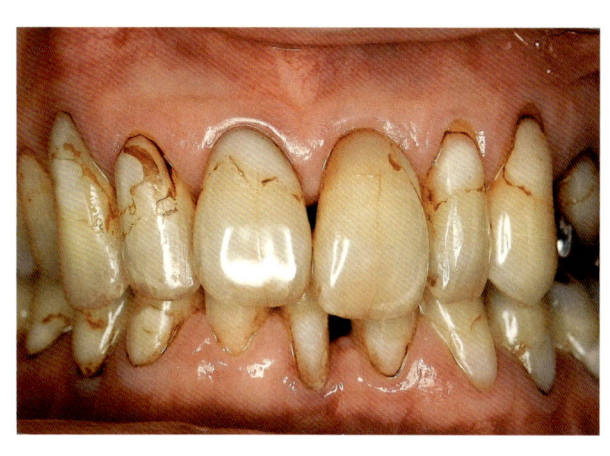

図5　3か月ごとのメインテナンス来院時の口腔内。よく歯肉からの出血があるとの訴え。とくに午前中が多いように感じるとのこと。もしかすると"がん"ではないかと不安を感じている。

[解説]

まさに基礎疾患が思い浮かぶ症例です。多くの高齢者は、いくつかの基礎疾患をあわせもち、複数の薬を飲んでいる場合が多いので、それらの知識を活用したうえで健口免疫アプローチをしましょう。患者さんから得られた情報①、②から、心血管系疾患(静脈血栓や心筋梗塞、脳虚血など)により、ワーファリン®を継続的に服用しており、血が止まりにくい傾向であることは間違いありません(図5)。出血は止まることから、顎骨骨髄腫のような口腔外科的疾患ではないことも想像できるでしょう。

交感神経系が活発化する午前中にやや出血傾向になること、薬の服用方法や食生活の際のルールはきちんと守られていることから、歯肉出血は免疫低下によるものではなく、口腔内常在菌叢との兼ね合いが主要因ととらえ、引き続き口腔衛生指導に力を入れていけばよいことが理解できます。

歯磨きを満足にできない人には、臨機応変に含嗽液の活用を促すなど、つねに安定した状態を維持するようにサポートしてあげたいものです。

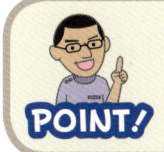

> **POINT!** 内科疾患、それにともなう内服薬の影響で血が止まりにくい症例では、出血の特徴(いつ、どんなとき、どのくらい……)を細かく分析し、合併症の有無やその他の注意事項を考慮しながら免疫アプローチをし、"歯科の立場でできること"をアドバイスしていきましょう。

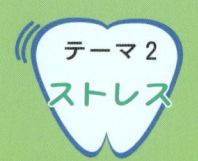

指導＆トークに今すぐ活かせる　知っ得！納得！健口免疫アプローチ

① ストレス性歯周炎患者へのアプローチ例

テーマ2　ストレス

患者の訴え

歯の周りが焼けつくように痛い！

（22歳女性）

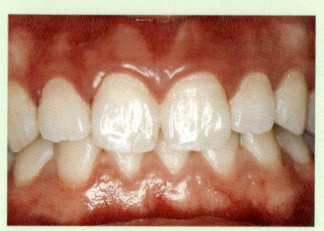

図6　初診時の口腔内。

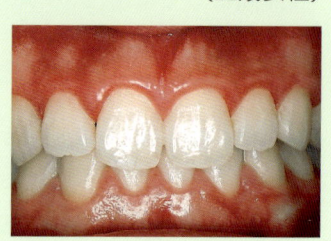

図7　1か月後にアフタ発症。

問診で得られた患者情報

1. 歯肉の痛み、出血、凍み、口が渇いてピリピリする感じが1か月以上続いている
2. 歯磨きは規則正しく、歯科健診は半年に一度、う蝕の経験ゼロ、市販のアルコール系洗口液を使用中
3. 生理後1週間程度経過、体調そのものに大きな問題はなし
4. 大学の卒論完成に向けて、過去2か月間は人生のなかでもっとも辛い時期であった

患者へのアドバイス

- 疲れがたまっていたことで身体が悲鳴を上げてきたようです。歯肉症状、お口の渇きはその一環☞1です。
- 休養し体の調子を整えることが大切です。1〜2週間程度で元に戻るので、その間、刺激の強いうがい液やペーストの使用は控え☞2、控えめな衛生管理に変えてみましょう。
- 食生活はできる限り抗酸化（食品・飲料）作用を意識した内容☞3を心がけましょう。

26

本事例から学ぶ健口免疫アプローチ

☞ 1　疲れと歯肉症状、お口の渇きはどんな関係があるの？

　　　疲労の蓄積により生体が過度なストレス状態になると自律神経系のバランスが崩れ（＝交感神経系が強くはたらき）、顆粒球の暴発とともに大量の活性酸素が産生され身体が錆びる（＝酸化する）状態に陥ります。身体は酸化環境下に弱いため、その状態が長く続くと、歯肉の炎症はもちろん、胃腸炎を起こしたり、大病にかかったりします。口の渇き（＝唾液粘性の変化）に関しても、自律神経系バランスの崩壊が深くかかわっています。交感神経系に支配される唾液のタンパク分泌（とくにムチンのように粘度の高い糖タンパク）が盛んになることで口の中がベトつきます（＝渇いた感覚）。

☞ 2　刺激の強い（アルコール系）うがい液やペーストの使用を控える理由は？

　　　アルコールによる脱水反応が歯肉表層を過剰に刺激している可能性もあるので、保険適応の含嗽薬（アズレンスルホン酸製剤など）にも低刺激性（アルコール度が低い）のものが出ており、そちらに変更するか、今使用している薬品の濃度調整をアドバイスしましょう。

☞ 3　抗酸化食品を勧めるのはなぜ？

　　　上記1で解説したストレス状態によって身体が酸化環境下にある状態を改善させるためです。抗酸化食品の代表格、野菜や果物（とくにその作用の強い緑黄色野菜）の摂取を勧めましょう。

[解説]

　患者さんの訴え、問診から得られた情報と現況（図6、7）から「ストレス性歯周炎」と断定し話を進めています。心身ともにストレスは免疫低下のスタートといっても過言ではありません。

　交感神経系が強くはたらき出すと顆粒球は口腔内常在菌も攻撃ターゲットにするので、口腔局所では歯肉炎（易出血状態）など生体防御反応（＝免疫応答）がはじまります。歯肉表層では炎症性細胞が集積〜白血球の遊走が始まります。組織変性が進むと神経性疼痛に関してもナイーブになり、凍みる（＝知覚過敏）ことが多くなります。崩れた自律神経系のバランスを戻すには、副交感神経系を活発にはたらかせることが問題解決の第一歩です。

　問診で得られた患者の生活スタイルを修正してあげるのも健口免疫アプローチとしては大切なことです。歯科の専門家として、使用する洗口液の使い方をアドバイスすることもポイントです。さらに今回のケースでは患者情報③の生理の問題も大なり小なりかかわっています。生理に入り1週間（……ということはそろそろ排卵日になる頃）では、常在バクテリアバランスが大きく変化するタイミング（歯肉の免疫マーカーが激しく変化する頃……）と考えられます。

　すべての症状の発現には理由があり、生体は正直に反応するものです。原因と生体の反応（＝免疫応答）を1つひとつ明らかにし、それらをしっかり伝えていく（指導していく）積み重ねこそ、健口免疫アプローチの真骨頂といえるでしょう。

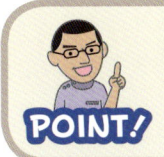

POINT! ストレス下では、生体はダイナミックに変化します。もちろん、口腔内も例外ではありません。ストレス性歯周炎の典型的な症例では、ストレスに対する口腔免疫メカニズムを理解してもらいつつ、患者さんのトラブルに対して的確なアドバイスをしてあげましょう。

テーマ2 ストレス

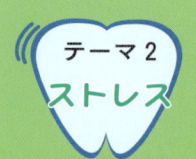

②心身不安定による不定愁訴（口の渇きと味の悪さ）患者へのアプローチ例

患者の訴え

口の中が渇いた感じがする……
食べ物の味が悪い……

（49歳女性）

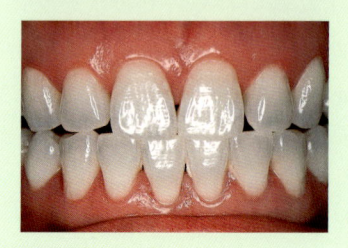

図8　初診時の口腔内。

問診で得られた患者情報

❶ 最近イライラすることが多く、更年期のせいかなと思う。熟睡できない
❷ 内科などに通院はしていない。毎日飲んでいる薬もない
❸ 食事は質量ともに人並みと思っているが、味が悪く楽しくない

患者へのアドバイス

- 状況から考えるとお口の中の病気ではなく、身体の具合がお口の不調和に関係しているようです。体調不良で唾液が出にくく☞1なっている場合は無理やり出そうとせずに、身体が回復するまで1か月くらい待つ☞2のが正しい対応の仕方です。
- 回復するまでの間、お口の中の潤いと楽しい飲食生活を維持するのは、心身ともによいことです。キャンディやグミを積極的にとり、お気に入りのフレーバーでフルーツ紅茶などをとるなど、こまめにティーブレイクしてみてください。

本事例から学ぶ健口免疫アプローチ

☞ 1　心身のストレスと唾液分泌の関係は？

　唾液分泌は自律神経系の二重支配を受けている生理反応のひとつです。交感神経系は主にタンパク質分泌を促し、副交感神経系は水分やイオン物質の分泌をコントロールしています。イライラがつのると心身にストレスを感じる＝交感神経系が強くはたらくようになり、ムチンなど粘性の糖タンパク質が多く分泌され、ベトつく感じになります。すなわち、副交感神経系のはたらきが下がることで、相対的に水分の分泌量も減る＝それだけ口内が渇くようになります。

☞ 2　なぜ味覚の回復に唾液分泌を促す刺激や咀嚼法を勧めないほうがよいの？

　「味の悪さは唾液不足に関連する味蕾（細胞）の機能低下による」と仮定した場合、味蕾の機能低下は亜鉛不足など栄養面での原因が論じられますが、今回のようなケースでは、まず唾液分泌の正常化＝自律神経バランスをよりリラックス環境にする、すなわち副交感神経系を活発化させることが最優先課題です。心身の安定を飛び越して、酸味刺激（梅やレモン）やガム咀嚼を勧めたり、唾液腺マッサージ法を指導するのは合理的ではありません。

[解説]

　歯科的治療の対象がないのに口腔内に症状が出ている（図8）、とてもやっかいな症例です。このような患者さんに対し、多くの歯科関係者が他科への転院を勧めるか、たいした根拠もなく「様子をみましょう」と抜本的な対策をとらずに聞き流してしまうことも少なくないようです。お口の中のことだからこそ「歯科」に来たのに、その歯科から突き放されてしまうわけですからとても悲しいことです。こんなときこそ、健口免疫アプローチ（＝全身を診つつ口腔も診る）の見せどころでしょう。緊急の処置がなく会話のチャンスがあるならば、まずは「心身の不調和から口腔にトラブルが波及する」ことを理解してもらいましょう。そこから先は個々への対応です。

　この患者さんの1つめの主訴「口の渇き＝唾液が少ない」に対しては、得られた患者情報③のように食事内容に大きな問題点がないのであれば、唾液分泌は体調（＝自律神経系のバランス）の影響を受ける生理反応であるという事実を理解してもらうことが大切です。2つめの訴え「味の悪さ」に対しては、まず自律神経バランスをよりリラックス環境にすることによる唾液分泌の正常化をアドバイスします。

　全身の安定が、口腔機能にいかにかかわっているか……　唾液分泌や味覚の回復の保健指導を行うときは、それを伝える大きなチャンスといえましょう。キャンディ、グミ、タブレット、そして飲み物の摂取法とあわせて、シュガーコントロールや代用糖の活用、カロリー制限や抗酸化食品の摂取など内容的なアドバイスができるのも私たち歯科関係者の大きな役目です。

　う蝕や歯周病などのリスクを回避しながら、楽しい口内環境をサポート（演出）してあげることも大切ではないでしょうか。

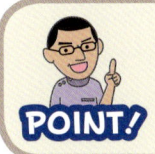

POINT!　心身のストレスや体調不良が口腔内乾燥、味覚異常につながっている可能性があり、さらに更年期年齢のような場合でも、必ずしも医療の介入が必要かどうかはわかりません。まずは健口免疫アプローチの考え方にならって、全身がリラックスできる環境を整えてもらい、口腔内のトラブルを解決してあげましょう。

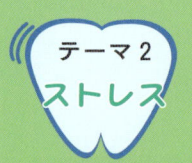

③口内炎を訴える患者へのアプローチ例

テーマ2 ストレス

患者の訴え

口内炎が治らなくて！どうしたらいいの？

（34歳男性）

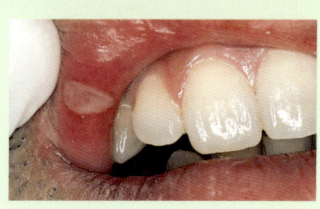

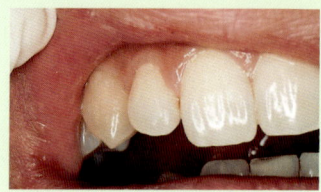

図9　初診時の口腔内。　　図10　治癒後の口腔内。

問診で得られた患者情報

❶ 一度できだすと最大5～6個になることがあり、なかなか治らない（1週間くらいは続く）
❷ 歯磨きは毎食後に実施。口腔衛生状況、意識レベルは平均以上。歯科健診も半年ごとに受診
❸ 大病の経験はないが、最近多忙により時間的ゆとりがない。生活改善の必要性を感じている
❹ 職場の多忙期に決まって口内炎が多発。肉体疲労と口内炎発症に関係があるかもと感じている

患者へのアドバイス

- 仕事上のストレスは口内炎が治りにくい理由のひとつ☞1と思われます。自分の身体にも可能な限り休息を与えるように工夫してみてください。
- 自律神経のバランスを整えるリラックスの機会を逃さず活用しましょう。たとえば仕事の合間の深呼吸や休憩中のハーブティ摂取など、ちょっとした積み重ねで身体はよい方向にシフトします。食生活を見直すきっかけにして、胃や腸☞2を考えた食事を心がけると、お口の中もよりよい状態に戻るでしょう。

本事例から学ぶ健口免疫アプローチ

1 ストレスと口内炎はどのような関係があるの？

過度なストレス状況下では生体の自律神経系バランスが崩れ（＝交感神経系が強くはたらき）始めます。交感神経系に制御される顆粒球は口腔内の至るところで常在菌コロニーを攻撃し始め口内炎が増える（＝多発性アフタ）原因をつくります。また、唾液の水分量が減る（＝口の中が渇く）ため、歯や食べ物とこすれやすい舌の先端や口角付近に口内炎ができ（＝孤立性アフタ）やすくなります。さらに、ストレス下では唾液の性状も変化する（例：クロモグラニン等のステロイドホルモンの分泌傾向が高まる）ため、口腔内が一気に不安定になることも、口内炎の発症につながります。

2 胃腸が弱いと口内炎になるの？

胃から腸（消化器系）は口腔内と深くかかわっています。胃の具合が悪いと消化機能が弱まり腸への負担が高まります。腸管上皮には唾液や歯肉溝滲出液を制御する領域があります。消化器系の具合が悪いと口腔内pHや唾液分泌バランスが乱れ、常在菌叢が変化するので口内炎ができやすくなると考えられます。

[解説]

口内炎は多因子病変で対応も多岐にわたります。"健口免疫アプローチ"を実践する最適な症例といえるかもしれません。積極的に臨んでください。

原因を探る道程として、まず「口腔内かそれ以外か」を見極めてください。歯の鋭縁や義歯の形態、矯正装置や局所麻酔の刺入点など粘膜上皮の物理的な接触や損傷が原因であれば、それぞれの対応が優先されます。微生物が原因で起きる口内炎、たとえば真菌（カンジダ）やHSV（ヘルペス）などは投薬治療が有効ですし、手足口病のように抗ウイルス薬を投与しない場合でもアフタ部位をココアバター（ジーシー社）や白色ワセリンで保護してあげれば少しは楽になるでしょう。唾液分泌不足が口内炎治癒を妨害していると思われる症例に対しては低刺激性（アルコールフリーが望ましい）の口腔リンス液で湿潤状態を持続させるよう工夫してもらいましょう。

一方で口腔以外、つまり全身疾患が原因の口内炎は体調（睡眠不足やストレス）と栄養（食生活）、薬やサプリメントについて詳しく問診してみましょう。この症例は仕事のストレスが一因です。仕事内容は口出ししにくいものですが、食事や休養など生活上でのストレス対策については大いにアドバイスしてください。薬については抗精神病薬（精神科系）、糖尿病治療薬（内分泌系）、抗血小板薬（循環器系）など多くの薬剤と口内炎多発との関係報告があります。筆者の医院でも「血液サラサラ薬（＝ワーファリン®やバファリン、最近ではダビガトラン：プラザキサ®など）を服用中の人は口内炎が起きやすく、いったん起きるとなかなか治らなくて困る」といった傾向があります。

服用自体を止めることができない場合がほとんどですので、患部の保護や疼痛管理など対症療法でもQOLを維持するチャンスがあれば、小さなことでもどんどん対応していきましょう。

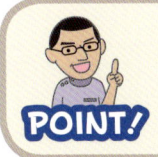

POINT! 歯科的対応はもちろん、食事指導や生活へのアドバイスが「口内炎を治すために重要」なことを伝えていきましょう。食事内容や睡眠習慣、スポーツや趣味についてなど、その人の生活のなかから「オーダーメイドのアドバイス」がいくつかつくれると思います。

テーマ3 全身疾患

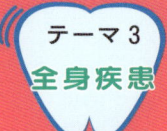

① 高血圧患者へのアプローチ例

患者の訴え

歯肉の具合が悪く、凍みて繰り返し腫れる きちんと磨いているのに……

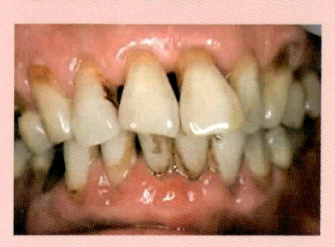

（58歳女性）

図11 初診時の口腔内。アダラート®（カルシウム拮抗薬）内服中。歯肉に注目。

問診で得られた患者情報

❶ 前々歯科医院では多数歯抜歯を推奨され、前歯科医院では半年間歯ブラシ練習のみであった
❷ 今困っていることは歯肉の不具合だが、不快症状さえ軽くなればそれで満足
❸ 50歳代になり降圧剤を飲むように。内科では高血圧、高脂血症の薬を処方されている（"薬の影響で歯肉が腫れる"とは何度か聞いたことがあるが、どうすればよいかまではわからない）

患者へのアドバイス

● まず当院でお口の症状を改善していきましょう。歯肉の調子が悪いのは今服用している薬の影響がある☞1と思われます。
● 内科の先生と連携し、お口の改善とともに薬の飲み方も再検討してみましょう。1～3か月程度の第一段階の目標期間のなかで、歯科での対応と内科での対応をバランスよく組み合わせて進めていきます。
● 当院から歯肉の治療の大まかなスケジュールを出しますから、それを内科の先生にも見てもらって☞2、薬の用法・用量などを調節していきましょう。

本事例から学ぶ健口免疫アプローチ

☞ 1 薬が歯肉に影響を及ぼすのはなぜ？

降圧剤の一種、カルシウム（Ca）拮抗薬は歯肉増殖の副作用があります。健康な歯肉細胞の多くを占める線維性タンパク質（＝歯肉コラーゲン）は合成／分解の代謝バランスでつねに安定した歯肉環境を保とうとしますが、Ca拮抗薬はコラーゲンの分解を妨害する、つまり歯肉細胞がつぎつぎと合成されるのに代謝（分解）が追いつかないため、結果として増殖し腫れやすくなります。

☞ 2 内科的なアプローチ抜きに歯科だけの対応で改善できないの？

薬剤性の歯肉増殖症の症例で、内科的アプローチ抜きに歯科医師や歯科衛生士だけで長期間対応した結果、過剰とも思えるブラシでの擦り過ぎから歯肉膿瘍を悪化させてしまった患者さんが、筆者の医院にもときどき転院してきます。腫れている歯肉を刺激すればするほど、さらに防御反応（＝炎症反応）を強めるのは、生体の自然な成り行きです。"適切適度な口腔ケア"を忘れずに。

[解説]

結果だけみれば降圧剤の用法・用量を変えてすべてが解決したように思われがちですが、"免疫アプローチのプロセスを学ぶ"ケースとして提示しました。

まず第一に解決したい患者本人の訴え、歯肉の不調による「凍みる」（図11）を考えなければなりません。まず不安定な歯肉から対応する……基本的な歯周初期治療（ブラッシング技術の習得や洗口液の活用など自己管理の熟達）を徹底することが済んだら、つぎに身体の中からも治す（内科的コントロール）ことを目指します。健口免疫アプローチの第一歩として口腔局所と内的因子とのかかわりを理解してもらうことから入り、同時に主訴を少しでも早く解決に導くように対応し、同時に内科との連携を充実させるよう対診することが大切です。つまり、外からと中から（局所と全身）の連携がとれていれば、おのずと結果は出せるはずです。最初の歯科医院での「歯を抜きましょう」は問題外としても、つぎの歯科医院で受けたという半年間のTBI……　これもまた考えものです。TBIのみで半年間も引っ張るのはモチベーションの低下となる場合があるからです。

薬による歯肉増殖はある程度は避けられないならば、化膿性炎症を引き起こす増悪因子をできる限り抑え、単純型の増殖歯肉としてうまくつきあってもらうのが現実的な対応でしょう。この症例では内科医に対し「まず1か月間歯科で可能な口腔アプローチを徹底するので、その後2～3か月の間、投薬に関するプロトコールを見直してほしい」と対診しています。患者本人、内科の先生に1シーズン（約3か月）のなかで双方「できることをやっていこう！」という目標を共有することを心がけましょう。

ところで、降圧剤の主役はCa拮抗薬からARB薬（アンジオテンシンII受容体拮抗薬）、最近ではアジルサルタン（アジルバ®など）へと変わり、歯肉増殖／肥厚の症例が減っていると感じます。高血圧薬＝歯肉の腫脹と決めつけてしまうのも問題です。

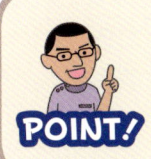

POINT!
降圧剤を使っている患者さんの多くは歯肉増殖と向かい合わねばなりません。口腔衛生に問題があると化膿性歯肉増殖症となり、知覚過敏症状、易出血状態、疼痛発現……　と負のスパイラルにおちいってしまいます。歯科的アプローチと内科的アプローチとを、口腔内の状態を考慮しながらバランスよく組み合わせて患者さんをコントロールし、"健口"をリードしていきましょう。

指導＆トークに今すぐ活かせる　知っ得！納得！健口免疫アプローチ

テーマ3 全身疾患
② 糖尿病患者へのアプローチ例

患者の訴え

とにかく痛くて、凍みて、血が出て……
何とかならないのか？

（58歳男性、口腔衛生状態不良）

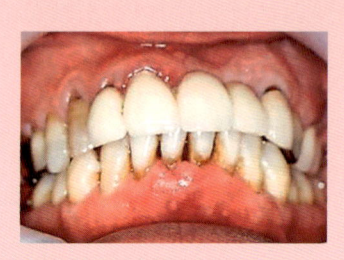

図12　初診時の口腔内。

問診で得られた患者情報

❶ 血糖値は200近くある（薬の服用はマチマチ）。HbA1c、BMI値は不明
❷ 糖尿病、高血圧、高脂血症の薬はとりあえず毎朝飲んでいる
❸ 他歯科医院で神経の治療（5本抜髄）をしてもらったが、凍みる症状が一向に止まらない

※「歯ぐきの治療は？」の問いには「わからない」との答え

患者へのアドバイス

● 歯の痛みは歯肉に原因があるので、歯肉を治すこと（歯周治療）を第一に考えましょう。歯周病は血液の病気でもあり☞1、根本原因は糖尿病にあることを忘れずに。内科的な考え方を大切にしましょう。
● 目先の症状（痛みなど）は鎮痛剤や抗生物質にも助けてもらいつつ、関係者が一丸となって身体全体を治していく気持ち☞2で臨んでください。糖尿病と歯周病、それぞれにしっかり向き合ってこそ、事態は終息に向かうはずです。

本事例から学ぶ健口免疫アプローチ

☞ 1　"歯周病は血液の病気"ってどういうこと？

　糖尿病とは血液中の糖分が過剰になり尿中にあふれ出てくる病気です。口腔常在菌（とくに歯周病菌）の多くは血液中の糖分を栄養源にしている（＝血液の病気）わけですから、この関係を繰り返しモチベーションすることが大切です。患者さんは「歯周病は血液の病気でもある」という認識をもってはじめて、糖尿病と歯周病の深い結びつきを現実的に受け止めてくれるでしょう。また、この患者さんのように、糖尿病は明らかに生活習慣型（＝2型糖尿病※）なので、メタボリックシンドローム（メタボ）関連疾患（糖尿病、高血圧、高脂血症とその合併症）とともに歯周病も合併症のひとつとして向き合ってもらうような意識改革が必要です。

※日本人の95％超は、生活習慣型とよばれる2型糖尿病といわれています。日常の生活習慣を1つひとつ修正指導する……　そのなかに口腔ケアが含まれてきます。一方、1型糖尿病とは免疫異常やウイルス感染などにより膵臓のランゲルハンス細胞が破壊されて悪化・進行（インスリンが正常に産生されなくなる）するもので、肥満や生活習慣とは関係がないタイプです。

☞ 2　関係者が一丸となるなかで、とくに歯科としてするべきことは？

　「凍みる、痛い、出血」と訴える原因の多くは歯周病に起因しますが、根底にある糖尿病の存在を絶対に忘れてはいけません。患者、歯科衛生士、歯科医師、さらに内科主治医も含め、それぞれの立場から病気に向かい合うことが重要です。歯科としては、積極的な治療（抜髄や咬合調整）は最小限度とし、患者さんをモチベートし治療への協力を最大限引き出すことを心がけましょう。

[解説]

　歯周病／糖尿病のコントロールは、健口免疫学の根本理念（患者／歯科衛生士／歯科医師＝三位一体で向かい合う）がまさに問われます。臨床症状の出た場合のコントロールは歯科臨床のなかでももっとも困難なケースと筆者は考えます。問題解決に向かってチームで取り組むことを忘れないでください。

　ところで、健口免疫アプローチは患者さんへのモチベート指導がその大半ですが、恐怖観念を多用するのはできる限り避けましょう。こわい話ばかり患者さんにたたみかけると、病気に立ち向かう気力をも奪ってしまうかもしれません。注意喚起も段階を経て少しずつアドバイスしてください。

　たとえば、この患者さんは、すでに目に症状が出てきていましたが、これは糖尿病が長期にわたり体中の微小血管を徐々に破壊していった結果を意味します。本来ならば「放っておくと四肢末端の壊死、さらには命の危険にもさらされる！」と事態の深刻さを伝えなければいけないのかもしれません。しかし、歯科医院での初回診療時にすべてをひとまとめに話してはいけません。もちろん末梢血管の破壊は歯周組織にも及んでいる……　糖尿病の悪化は目、口、体中のさまざまな臓器を壊していく、そのひとつとして口腔にも重大な傷害を及ぼすことになると、きちんと説明すべきではありますが、あせらず段階を経てアプローチしましょう。

POINT!　内科的なコントロール具合を注視しながら口腔治療（歯周治療）に臨むべき症例では、「痛いのは歯だが、痛くさせている原因は土台の"歯肉"にあり、歯肉の環境を悪くしている根本原因は全身（高血圧、糖尿病などの基礎疾患）にある……」局所と全身の関係を把握し、同時に診ていかなければなりません。

テーマ3 全身疾患

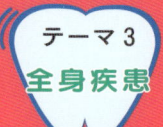

③骨粗鬆症患者へのアプローチ例

患者の訴え

全体的に歯肉がヒリヒリして……
口が渇いて、体調もあまりよくない……

（74歳女性）

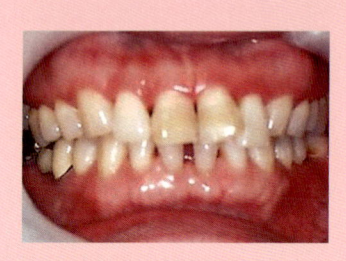

図13　初診時の口腔内。

問診で得られた患者情報

❶ 65歳をすぎた頃から軽度の骨粗鬆症との診断。予防投薬（BP、Ca製剤）継続中
❷ 口腔ケアは自己管理／定期健診ともにここ15年間一定のペースを守る
❸ 内科的には問題なし。胃腸薬を飲むことがある。生活全般気をつけているつもり

患者へのアドバイス

● 骨粗鬆症で飲んでいる薬が今のお口のさまざまな不快症状に結びついている可能性 ☞1 があります。内科的に安定しているのであれば、口腔症状は対症療法で少しずつ改善させていきましょう。
● 日常の栄養管理も大切な項目です。食生活や補助食品について、現状を教えてください ☞2 、きっとアドバイスできることがあるでしょう。

本事例から学ぶ健口免疫アプローチ

☞ 1　骨粗鬆症の薬と口腔内症状との関係は？

　骨粗鬆症の薬として、もっとも頻用されるBP（ビスフォスフォネート）製剤は、顎骨壊死、肝障害などは誰もが知る副作用ですが、日常臨床では歯肉炎、歯周炎、口腔乾燥、散発的な知覚過敏など、口腔周囲の不定愁訴例が圧倒的に多いと筆者は感じています[※]。また、食道・口腔内障害（とくに逆流性食道炎）が起きやすいことも忘れてはいけません。Ca（カルシウム）製剤では、余剰となったCaが血液中に出すぎると（＝高カルシウム血症）口腔内や喉の渇きが副反応として現れることがあります。さらに血流中のCaが増えすぎると、食欲不振や全身の倦怠感が起きるとされています。

※BP製剤経口投与中の患者の顎骨壊死（BRONJ）発生頻度は0.0007％（10万人に対し0.7件）。2011年、米国口腔外科学会発表。

☞ 2　食生活や補助食品についての摂取状況を知る理由は？

　上記1の理由から、栄養補助食品（サプリメント）としてCa製剤を摂りすぎていないかを確認することが大切です。そのほか、閉経との兼ね合いでホルモン製剤を飲んでいる場合や骨代謝にプラスなビタミン製剤（主にDとK）を飲んでいる場合など、骨粗鬆症に関連する服用薬は種類が多く、ときとして歯肉症状や知覚過敏を併発することがあると想定し、日常生活にも注意深く踏み込んで問診していく必要があります。

[解説]

　わが国では骨粗鬆症に関係する（予備軍も含めて）人の数が1,000万人以上といわれ、相当数の人が薬を内服していることと思われます。薬の種類もたくさんあり、副反応（副作用）も幅広いので、患者さんごとに柔軟に対応する必要があるでしょう。骨粗鬆症では「薬を飲むのを止めて口腔内を落ち着かせる」対応ができないのは明らかで、原因／対症療法を組み合わせ、少しずつ不快症状を減らしていくのが歯科関係者にできる絶対唯一の方法と考えます。

　また、BP製剤の逆流性食道炎が起きやすい性質に対し、この症例では患者情報③で「胃腸薬服用の既往」を述べており、その可能性はつねに頭の片隅においておきたいものです。BP製剤服用のルールのひとつに「逆流予防で服用時は30分以上身体を起こす」があります。逆流を疑い、口腔内の衛生レベルの確認に加え、唾液の性状や歯肉粘膜の状態に注目します。骨粗鬆症の薬と口腔の不定愁訴の関係は「必ず」ではないですが、双方の関係は無視できないというスタンスでアプローチを続けましょう。

　この患者さんへ行った指導はつぎのとおりです。

① 舌ブラシ（逆流の可能性を考慮）とアズレン製剤の含嗽を2週間～症状改善後は白金ナノコロイド含嗽液を（使用頻度を減らして）自己管理にて使用

② 栄養面でのサポートとして、ビタミンBとC（歯肉細胞の代謝回転アップ）を野菜や果物から積極的に摂取するよう指導（ただし、果物は乾燥歯肉が酵素の力に負けてしまうことがあり要注意）

③ サプリメント摂取に関する指導（サプリメント専門資格をもつ歯科衛生士に依頼）

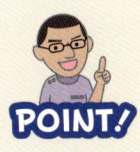

POINT!　骨粗鬆症の薬と口腔の不調和が関係している（可能性がある）症例では、「BP製剤＝顎骨壊死→抜歯／インプラントに注意」ばかりがクローズアップされますが、日常臨床では「不定愁訴」に着目することが重要です。健康志向の強い人であるほど、わずかな不調和でも感じとってしまうものです。原因と対策をていねいに説明し、共有していきましょう。

指導＆トークに今すぐ活かせる　知っ得！納得！健口免疫アプローチ

テーマ3
全身疾患

④膠原病患者へのアプローチ例

患者の訴え

歯肉が腫れて焼けつくように痛い……
歯磨きもできなくて……

（36歳女性）

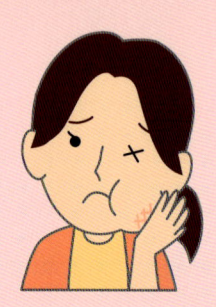

問診で得られた患者情報

❶ 31歳のときに膠原病（エリテマトーデス：SLE）の診断。以後、継続的にステロイド内服
❷ 体調の変動が大きく、とくに不調和期は口腔症状（悪化）が激しい
❸ 前歯科医院では「これ以上の回復は難しい」といわれ、あきらめて市販の軟膏でしのいできた

患者へのアドバイス

● 歯肉の不調和は、あなたが今立ち向かっている病気と飲んでる薬の影響 ☞1 を受けているものです。歯肉の腫れを気にして突然薬を止めたりはせず、歯科的／内科的双方向からのアプローチで不快症状がゆるやかに改善できます。
● 口腔症状の緩和と並行して薬の飲み方を再検討 ☞2 してもらうよう、内科主治医の先生に相談し、皆で協力して、症状をうまくコントロールしていきましょう。

本事例から学ぶ健口免疫アプローチ

☞ 1　膠原病と口腔内症状の関係は？

　膠原病は、他の症状に先立って口腔にトラブルが現れることが多い（歯肉炎、口の渇き、う蝕多発、舌炎、潰瘍をともなう口内炎など）と考えられています。しかし、若い年代であればあるほど、忙しさや日々の生活で忙殺され、結果として膠原病がだいぶ進行してから口腔症状に気づく傾向にあることも問題点のひとつです。この患者さんのように、すでにステロイドを服用しており、体調悪化の際は歯肉症状も進んでしまっているケースも少なくありません。

☞ 2　薬の飲み方はどのように変更してもらえばよいの？

　この症例の場合では、初回モチベーション後、ただちに内科主治医に対診し、1か月の間にステロイド薬（プレドニン®）を減量し、その代わりに免疫抑制剤（イムラン®）と非ステロイド系抗炎症薬の組み合わせに変更してもらうことで、歯肉症状が緩和するきっかけをつかみました。

図14｜図15｜図16

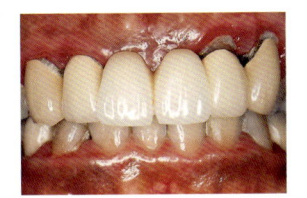

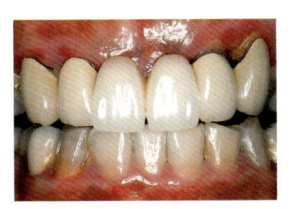

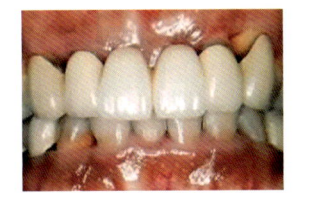

図14　初診時（36歳）。
図15　1か月後（内服調整後）。
図16　4年半後（40歳）。

[解説]

　膠原病は圧倒的に女性に多い自己免疫疾患とされ、対象となる器官は多様（皮膚、関節、血管、唾液腺、内臓各種臓器など）です。女性に多い理由は、女性ホルモンが自己抗体のはたらきを活性化させてしまうからです。したがって、若い年代から発症する傾向があり、しかも妊娠・出産をきっかけに悪化するという負の特徴をもっています（妊娠中は胎児を排除しないように免疫系がスピードダウンするが、出産後それが一気に解除されると反動で免疫過剰＝自己免疫状態となる）。この患者さんも例外ではなく、結婚〜出産に加え、身体酷使を苦としない精神力をもつようにみえる"しっかり者"です。実際には、内面は繊細で多くの悩み・ストレスを自身で消化しながら人生に立ち向かう"内に秘めたタイプ"ということもわかりました。口腔衛生管理に対する意識はとても高いため、通常のTBIや口腔ケアに費やす時間はわずかで、一向に改善する気配がない慢性的な歯肉症状との戦い（図14〜16）がメインです。この症例では内科主治医への対診で投薬内容を変更することで、症状緩和のきっかけをつかみました。患者さん曰く、「薬の影響が口腔にこれほど顕著に反映されるとは、よもや考えもしなかった」とのこと。

　なお、同種の患者さん（膠原病で薬を服用しつつ歯科治療を行う）は菌交代現象によるカンジダ性口内炎や抗鬱剤（精神安定のための併用投与）が原因による味覚障害（＝薬剤性亜鉛代謝障害）を併発しやすいとされ、事実、何例か経験しています。

　女性ならではのナイーブな視点から医療者側も向き合わねばならない場合が多いので、十分に問診し、1つひとつ改善点を模索する努力が欠かせません。

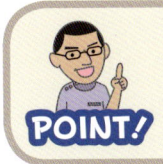

> **POINT!**　「基礎疾患の合併症状としての歯肉炎症」「服用薬の副作用としての歯肉増殖」……病気と口腔の不調和との関係に向かい合わねばならない症例では、歯科的な症状緩和を根気強く目指すことと、内科との対診を欠かさず、局所と全身双方からのアプローチで対応していきましょう。

テーマ3 全身疾患
⑤肥満の患者へのアプローチ例

患者の訴え

歯肉の調子が悪く、ときどき腫れたり、凍みたり……
もう少し落ち着くとうれしいのだが……

（48歳男性）

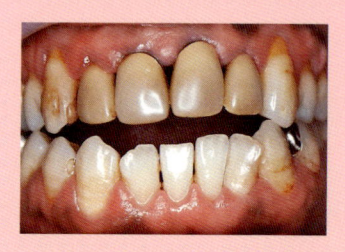

図17 初診時の口腔内。

問診で得られた患者情報

❶ 健康意識は高い。歯科医院での口腔ケアは半年に一度。喫煙なし。疲れるとすぐ腫れる
❷ 内側にせり出した歯肉（頬粘膜）を噛んでしまう
❸ 職場健診（前月）で血糖値、総コレステロール値、血圧がリスク域に。現状内科通院なし

※ 患者背景：官庁管理職。多汗傾向。上半身（内臓脂肪）型肥満

患者へのアドバイス

● 歯肉の不調和の原因のひとつに脂肪過多（皮下脂肪や内臓脂肪）があります。体内脂肪が増えれば歯肉の厚みが増し☞1、口内トラブル（咬傷、歯肉炎）が起きやすくなります。
● 脂肪細胞も増えすぎると、歯肉そのものにダメージを与える☞2ことになるので、体型管理と口腔ケアは一体化して考えていきましょう。

本事例から学ぶ健口免疫アプローチ

☞ 1　肥満と口腔内とのかかわりは？

高コレステロール状態になればなるほど血管内壁が厚くなり、歯肉抹消の血液循環が低下し、免疫機能による抵抗性が下がってしまいます。また、脂肪細胞が増えるほどに上皮細胞も増殖して歯肉のボリュームが増え、咬傷を起こしやすくなると考えられます。

☞ 2　脂肪細胞が増えすぎると歯肉そのものにもダメージを与えるの？

やや専門的な話になりますが、脂肪細胞が分泌する生理活性物質（＝アディポサイトカイン）のなかには組織障害を引き起こす TNF-αや PAI-1 などがあり、これらの増殖により歯周組織の破壊が進んでしまうことが考えられます。

[解説]

肥満そのものは疾患ではありませんが、2 型糖尿病、脂質代謝障害（動脈硬化症など）、虚血性心疾患など、本来であればメタボ因子と同等の危機感で注意喚起をしていくべき状態です。この症例は、口腔内の不定愁訴（凍みる、歯肉が腫れる）を解消するための切り口に「肥満の是正＝グリセミックコントロール」を活用し、行く末は体型向上とあわせて口腔内の安定を手に入れようとする、健口免疫アプローチのモデル症例です。均整のとれた体型は「美しい健康体」として誰もがあこがれるだけに、ときとして感情的な一面も加わります。たとえ医学的な問題解決とはいえ、「あなたの肥満は口腔不調和の第一の原因です」とストレートには伝えにくいものです。そこで、健口免疫アプローチの奥儀のひとつの"免疫シャワー（16頁参照）"の精神で、啓蒙教育を少しずつ積み重ねていくとよいでしょう。

肥満が全身的な健康状態に悪い影響を与えるだろうということは容易に想像がつきますし、現在作用機序を含め分子細胞レベルで幅広い研究データが蓄積されています。一方で肥満と口腔疾患との関係は臨床的な研究で説明がつくものの、作用機序を示したものはほとんどみあたりません。臨床研究では「太っている人ほどう蝕の傾向が高まる」「ウエスト・体脂肪率が高まるほど歯周病リスクは高まる」といった報告があるので、これらの事実は院内掲示し、つねに来院者の目につく場所でモチベーションしておくとよいでしょう。

この患者さんとは、雑談で「コーヒーメーカーのセット脇に小さなチョコが置いてあり、しょっちゅうつまんだり、コーヒーに溶かしている」「最近頬っぺたを噛んでしまう」との言葉を聞き出し、啓蒙につなげました。何気ない会話のどこかに核心に迫る絶好のタイミングがあるものです。チャンスを逃さず、最終的に口腔環境の安定を目指しつつ、体型管理の意義を理解してもらうようにしましょう。

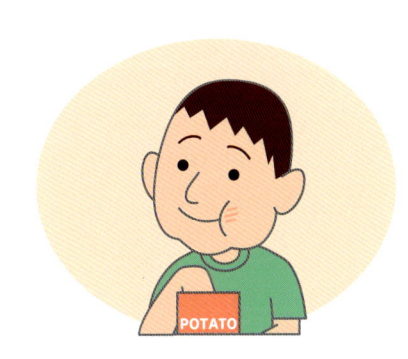

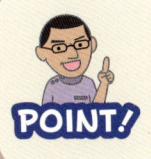

POINT!　「病気の域には入っていないがリスクを真剣に受け止めてもらいたい」主訴といっけん関係ないように思われがちな「内臓脂肪型肥満」について、メタボリックな要件が複数見受けられても病気と診断されてない以上、唐突に肥満の話題を提示するわけにはいきませんが、対話のなかでのタイミングや院内掲示等を上手に活用しながら、地道に健口（康）教育を積み重ねていきましょう。

テーマ4 生活習慣

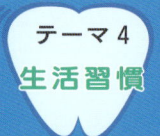

①天候不良による口腔内不調和を訴える患者へのアプローチ例

患者の訴え

雨が降る日はお口の中が腫れぼったく、重たく感じられてつらい……

（38歳女性）

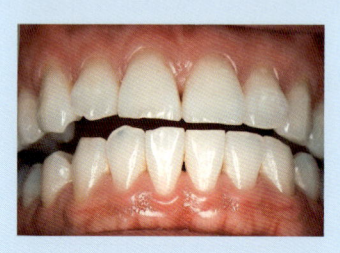

図18　初診時の口腔内。

問診で得られた患者情報

❶梅雨期、台風が近づくときは決まって歯肉の具合が悪くなる
❷疲れ、ストレス、睡眠不足などのときは歯が凍みる
❸日常の口腔ケアと食生活には注意している。歯のすり減りが激しく心配

患者へのアドバイス

● 天候不良がお口の不調和に現れてしまう ☞1 ことがあります。
● お口の中の衛生管理（歯ブラシ・フロスなど）は普段どおりで結構ですので、心も身体も前向きになれる生活環境 ☞2 に工夫してみましょう。1週間もすればお口も軽くなっていくと思います。

本事例から学ぶ健口免疫アプローチ

☞ 1　天候不良がなぜ口腔内の状態に影響するの？

　自律神経系は天候の影響を受けています。たとえば、気圧が下がれば副交感神経系が活性化され、リンパ球や成長因子を多くつくろうとします。反対に気圧が高まれば交感神経系が活性化され、顆粒球を多くつくり、局所の防御態勢を整えます。気圧が低いうえに高温多湿のような環境下では不快症状も加わり、副交感神経優位であった生体が交感神経優位に急変します。このように、天候で自律神経のバランスが一気に崩れることで、口腔内も含め身体の調子が加速度的に悪化してしまうことがあります。

☞ 2　心も身体も前向きになれる生活環境のためのアドバイスは？

　この症例のようにメンタルナイーブな人へは、"免疫シャワー（16頁参照）"の精神で自律神経系のバランスを整えるようなアドバイス、たとえば交感神経系が強く出すぎてオーバーワーク気味な人へはリラックスシャワーをたっぷり浴びせましょう。診療室でのちょっとした待ち時間での「首を回す」「深呼吸をする」、日常生活での「趣味や散歩などの気分転換」「ティーブレイク」「運動やカラオケなどのストレス発散」を提案してもよいでしょう。

[解説]

　身体は環境に大きく左右されます。天気がよければ心も充実しますが、夏の梅雨、冬の寒さには辛い気持ちになります。職場環境（冷房や立ち仕事）、住環境（騒音、狭い空間、ほこりっぽさ、悪臭）など、私たちの暮らしはつねにいろいろなストレス環境下にあり、容量を超えると病気になることがあります。とくに自然環境（天候、気温、気圧、湿度など）は健康に大いに影響を与えます。筆者の診療所には梅雨や台風シーズンになると口腔の不調（歯周炎、知覚過敏、TMD症状）で来院を繰り返す患者さんが多数います。あえて傾向を挙げれば①痩せ型の女性、②30〜50歳代、③健口（康）意識が高い人です（図18）。筆者流にいいかえると①交感神経型、②リンパ球減退期、③きまじめで神経質となりますが、いずれにしても周囲の環境に敏感な女性や生理的に曲がり角にある人は口腔のトラブルが多いようです。

　ある研究では、アマゾンの森林地域では雨季に"急性壊死性潰瘍性歯周炎＝ANUG"の発症進行率が急上昇したと、気候と病態の関連を裏づけています。梅雨期でジメジメした季節は、病気でなくても憂鬱な気分になり、仕事もはかどりません。原始の時代から人間の身体は環境に適応するようにつくられており、外気圧が低いと「守り（＝副交感神経系優位で身体を治すための時間）」に入り、外気圧が高まると「攻撃的（＝交感神経系優位で身体を動かす時間）」になる、を組み合わせて成り立たせています。

　梅雨など天候不順な時期は、気候の変動に対する自律神経系のアップ＆ダウンに身体機能そのものがついてこれない人も結構いるものです。その期間は、口腔の管理をしっかりすることと、生活環境にも目を向けるように指導してみましょう。

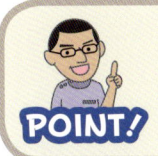

POINT! 外的環境（とくに天候：気温や気圧）の影響を受けやすい時期に身体の調子を崩し、口腔内の不定愁訴を訴えてくるような症例では、環境に対する生体の免疫応答（メカニズム）を理解してもらい、リラックス対策とともに口腔症状を少しでも改善するようなアプローチを心がけましょう。

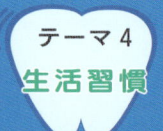

テーマ4 生活習慣
②お酒やタバコの影響を気にする患者へのアプローチ例

患者の訴え

お口の中をきれいにしたいが……
お酒やタバコが悪影響を及ぼすならば
やめたい！

（35歳女性）

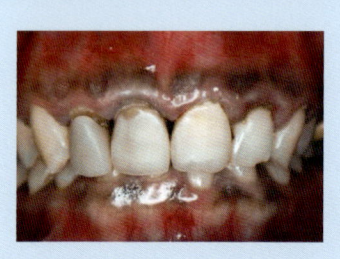

図19　初診時の口腔内。

問診で得られた患者情報

1. 結婚したので歯も歯肉もそれなりに美しくなりたい
2. 子どもを産みたいので、お酒とタバコを止めるきっかけがほしい
3. 歯科医院にはこれからマメに通うと決心。歯磨きも頑張りたい

患者へのアドバイス

- 歯周病の進行・悪化は、お酒の飲みすぎと関係する☞1 場合があります。飲みすぎに注意し、適正範囲内で楽しむようにしてください。
- タバコは断煙に限ります。とくに歯肉を元の美しい状態に戻すにはビタミンCの補給☞2 が欠かせません。歯肉に直接塗ることに加え、日々の食事からも摂ってください。半年も続ければ効果を実感できるでしょう。

本事例から学ぶ健口免疫アプローチ

☞ 1　お酒の飲みすぎと歯周病にはどんな関係があるの？

お酒の肝臓での分解（主に ALDH という酵素がかかわる）能には遺伝子的個人差があり、日本人では、ALDH 2 型の遺伝子多型の一部の人はお酒の過剰な摂取で歯周病の発症・悪化リスクが上昇するという研究報告があり、人によっては飲酒も歯周病と直接的なリスク関係がある、といえます。ですので「飲みすぎはお口にも悪影響かもしれない」と説明できます。

☞ 2　きれいな歯肉を手に入れるのにビタミンＣが重要なのはなぜ？

歯肉細胞（＝歯肉コラーゲン）が安定した代謝を推進するためには、アミノ酸配列基本骨格（Gly-Pro-X …の繰り返し構造）2 番めの Pro（プロリン）が Hyp（ハイドロキシプロリン）に置換され続けることが必須です。その反応を促進するために、アスコルビン酸（＝ビタミンＣ）を媒体としたプロリルヒドロキシラーゼという酵素の存在が欠かせません。歯肉へのビタミンＣの供給は、軟膏・クリーム等を塗布するか、個人用カスタムトレーでドラッグデリバリーする（AA-3DS：アスコルビン酸3DS）方法があります。治療期間を決定する学問的根拠はありませんが、人間の細胞代謝回転（半年間でほぼ全交換）速度から考えても、3～6 か月は続ける意義があるでしょう。

［解説］

健口免疫アプローチ流にお酒やタバコ対策に取り組む際は"生体の反応"に重きをおいた、より現実的で具体的なアドバイスをします。

この患者さんには、お酒→「ペリオ＆アルコール」、タバコ→「歯肉＆ビタミンＣ」のそれぞれの関係から、モチベーション指導をしました。まずお酒については、遺伝的リスクすなわち「アルコール分解代謝能と歯周病発症進行を結びつける遺伝子的個人差」について解説しました。一方、タバコに関しては「スモーカーズ歯肉からの脱出＝美しい歯肉を手に入れる」をテーマに取り組みました。スモーカーズ歯肉の対応は、着色歯肉（メラニン歯肉）は高周波レーザーでの焼成や、PA（フェノールアルコール法）で凝固剥離させる方法が一般的ですが、あくまでも歯肉表皮レベルで、数か月で元に戻ったという話をよく聞きます。根本的に美しい歯肉線維に戻すには真皮（結合組織底辺）からじっくり再生させていかなければなりません。上述のAA-3DS による改善は、外科的手法を望まない人に対しても、生体にやさしく、生体反応を最大限活かした方法です。当然、治療期間中はタバコを吸うことができず、断煙に導く積極的手法でもあると筆者は考えます（図19～21）。この症例では結婚という大きな転機があり、生活をガラリと変えるチャンスであったこと、出産を希望し、その準備期間で比較的時間がとれたことが本法を選択した理由のひとつでもあります。

図20　歯周初期治療と AA-3DS を半年間継続。断酒と断煙にも成功。その頃妊娠し、その後無事出産。
図21　4 年後（授乳期を終えた頃）。歯の治療を開始。

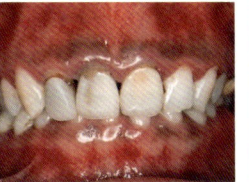

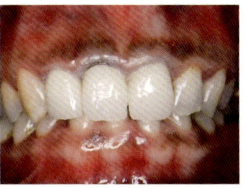

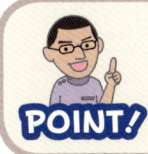

POINT! お酒やタバコに関しては「口がかかわるから歯科医院でも情報があるはず」と考えて相談する人も多いようです。「医学的に害がある」の説明だけでは心に響かないし、歯科で質問してくれたのにがっかりさせてしまいます。その人に"一番タメになる"情報提供を心がけ、アドバイスしてみましょう。

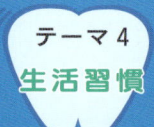

指導＆トークに今すぐ活かせる　知っ得！納得！健口免疫アプローチ

テーマ4　生活習慣

③睡眠不足で口腔内不調和を訴える患者へのアプローチ例

患者の訴え

最近、お口の中全体が凍みて……
どこか悪いのかと心配……

（42歳女性、口腔衛生状態良好）

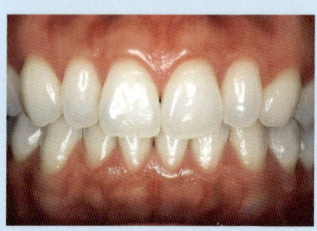

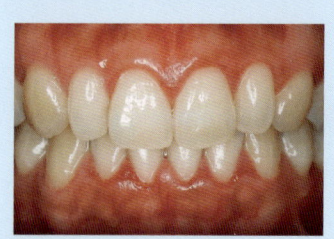

図22　初診時の口腔内。　　　図23　1か月後の再診時。

問診で得られた患者情報

❶ 口腔管理はつねに気をつけており、洗口液は欠かさず使っている
❷ 内科等への長期の通院歴や現病歴はない
❸ 仕事や家事の負担に加え、睡眠不足が続いている

患者へのアドバイス

● 生活面、とくに睡眠不足による心身疲労が凍みる原因☞1のようです。
● お口の中は普段どおりのお手入れで十分です。ゆっくり休んでリラックスした生活を取り戻せば1週間くらいで落ち着いてくる☞2ことでしょう。

46

本論　事例でわかる！　健口免疫アプローチの実際

本事例から学ぶ健口免疫アプローチ

☞ 1　睡眠不足による心身疲労でなぜ口の中が凍みるの？

　　睡眠不足で心身の疲労がたまっている状態では、交感神経系と副交感神経系のバランスが崩れ、口腔など末梢神経支配領域が知覚過敏傾向となるからです。このように自律神経系のバランスが崩れたことによる臨床症状を改善するには、ニュートラルな状態に戻す（この場合は副交感神経系を活性化させる）必要があり、そこで"睡眠の質"がかかわってきます。

☞ 2　リラックスした生活を取り戻すことで改善されるの？

　　この女性の場合は、お口のお手入れはきちんとできており、う蝕や歯周病などのバクテリアリスクが少ないため、ゆっくり休んで副交感神経系の力を引き出してあげれば神経過敏な状態（＝交感神経系優位な状態）を脱出できると判断できます。実際に1か月後の再診時には安定したことを確認しています（図22、23）。

[解説]

　睡眠時間が不十分（睡眠不足）であったり、本来休む時間帯に起きていたり（昼夜逆転）、眠りが浅かったり（リズム不規則）して良質な睡眠がとれないと、身体はトラブルを起こしやすくなります。

　良質な睡眠とは「全身がリラックスできる落ち着いた環境下で至適睡眠時間（数～8時間程度）眠ること」で一般的に得られるものです。生体は睡眠中も活動しており（心臓や消化器系、呼吸器系の活動など）、自律神経系がコントロールしています。

　自律神経系は睡眠中につぎのような活動を行っています。①副交感神経系が優位となり各種成長因子が分泌され、生体修復機構が活発化する、②体内生物時計をリセットし、翌日への態勢を整える。①の具体例として、風邪を引いたり具合が悪いときに「とにかくよく眠るように」といわれます。これは副交感神経系に制御されるリンパ球系の細胞群がしっかりはたらき出せば、風邪の菌やウイルスなどは1週間も待てば撃退できるからです（最終的にキラーT細胞が活動するのは免疫応答が始まってから数日～1週間かかると考えられている）。とにかく「眠る」ことが大切な理由です。②については、睡眠中の自律神経系の役割の1つに「体内生物時計のコントロール」があります。体内生物時計は25時間周期で、通常深夜帯にリセットされていると考えられています。ある研究データによれば、体内生物時計は糖脂質代謝系に影響を及ぼす、すなわち良質な睡眠が得られないと糖脂質分解能が低下する（＝メタボリスクが高まる）と考えられています。メタボリスクは歯周病と同一平行線上に位置し、睡眠の質が悪いと自律神経系バランスの崩壊に加え、体内生物時計の異常による糖脂質代謝能低下による歯周病のリスクが急速に高まるという考え方に行きつきます。

　良質な睡眠はヒトの免疫系（とくに生体修復機構）を活性化させるうえで不可欠な生命活動と、よく伝えてください。睡眠障害と口腔の不定愁訴を明確に結びつけるのは難しい場合が多いので、生活習慣指導の一環としてアドバイスするとよいでしょう。

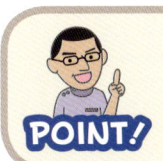

POINT!　口腔内に目立った問題点がないのにいたるところが凍みる……　全身的な関与がすぐ頭に浮かびます。"身体が疲れると口腔内が過敏になる"その原因をしっかりと解説すること、さらに、目の前の患者さんが何をすれば早く回復するのか具体的にアドバイスしてあげることがポイントです。

テーマ5 女性の健康

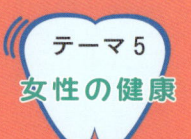

①生理になると口腔内不調和になる患者へのアプローチ例

患者の訴え

口の中が異常に凍みたり、苦いことがあって……
考えてみるといつも生理の頃で……

（38歳女性）

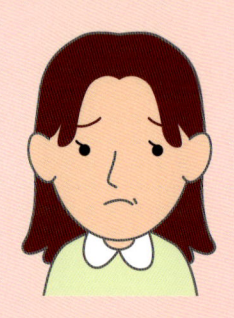

問診で得られた患者情報

1. 口腔ケアは（我流だが）十分実践できている
2. 知覚過敏や苦みは生理期とほぼ一致するようだ
3. 内科的な既往・現症はない。日常的な薬剤の服用経験もない

患者へのアドバイス

- 生理期特有の不快症状ですので、大きな問題はないでしょう。お口の中を清潔に維持管理することがポイント☞1 です。こまめな水分補給を行うことと、自覚症状が辛い場合はうがい液（洗口液）を使って少しでも早く安定させましょう。
- ストレスをためず、心身ともに穏やかに健やかにすごしてください☞2。

本論　事例でわかる！　健口免疫アプローチの実際

本事例から学ぶ健口免疫アプローチ

☞ 1　**生理期の口内の不快症状を抑えるのになぜ口腔清潔がポイントなの？**

　　患者さんの主訴は「凍みる」「苦い」で、いずれも交感神経系優位にともなうアドレナリン反射の増強、唾液性状の変化（粘性タンパクの増加／水分の減少）が直接的な原因と思われます。さらにそれらを負に後押しするのが常在バクテリア叢の変化と考えられるため、歯科的対応の第一は口腔清潔となります。逆に積極的処置はリスクをともなうので急性期を越えてからにしましょう。

☞ 2　**生理期のすごし方としてアドバイスできることは？**

　　生理期には交感神経系が強くはたらく傾向にあります。チェアサイドでは「よく眠る」「ゆっくりと深呼吸でリラックス」など、副交感神経系を活性化するアドバイスをひと言つけ加えてみるのも、よいアイデアでしょう。

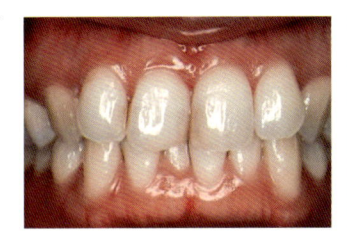

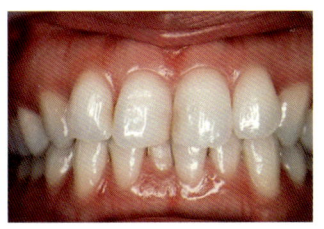

図24　32歳時の口腔内。子ども2人、専業主婦。
図25　38歳時の口腔内。

[解説]

　筆者が臨床デビューした1990年代は、たとえ歯科治療のためとはいえ、女性に対し生理のことを質問するなど考えられませんでした。今や医療者側より患者側のほうが身体に対する情報を提供する意義を感じており、生理についてはもちろん、婦人科系のさまざまな病気やメンタルな問題まで、みずからの情報開示に積極的なようです。

　女性の生理は病気ではないものの、その時期特有の不調を訴える場合が多く、症状はさまざまです。とくに、いわゆる月経に入った頃から排卵期に至るまでの1週間がピークで、全身的には頭痛、倦怠感、冷え、手足のしびれ、情緒不安定、肌荒れ、便秘など、口腔内では歯肉の出血、歯の痛み、味覚の変調、口内炎、知覚過敏、疫嘔吐傾向などです。これらの症状は、交感神経系が優位で発現する症状そのもので、生理期（とくに月経〜排卵まで）を乗り越えれば、通常はいずれも緩和してくるものです。

　女性にとっての生理は月に一度、子宮のメインテナンスを行っているようなもの……ネガティブイメージばかりが先行しますが、生理をとおして血液が浄化されたり、心のモヤモヤも一気に洗い流してくれるといったポジティブな効果もあるようです。

　とはいえ、現実と理論（本音と建前）は違うもの。筆者自身、身をもって体験しない女性の生理をあれこれ語るには説得力に欠けるため、健口アドバイスに関しては当院の歯科衛生士にバトンタッチしています。内容は、生理期の生体メカニズムを指導すること、不快症状を最小限度に抑えるための日常生活アドバイスが主体となります。

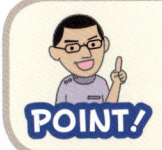

POINT! 女性の生理は病気ではありませんが、人によっては心身ともに変調が激しく並行して口腔内のトラブルを起こしやすいものです。「まさか！」と思っている女性も多いので、生理周期と口腔内環境のかかわりを1つひとつ教えてあげましょう。

テーマ5 女性の健康
②口臭（生理期）が気になる患者へのアプローチ例

患者の訴え

子ども（幼稚園児）から「お母さん匂う」といわれて大ショック！
何か病気では……

（35歳女性）

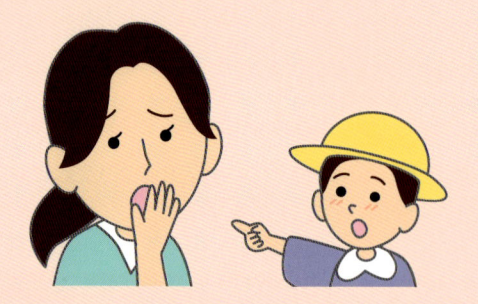

問診で得られた患者情報

❶ 口腔ケアはつね日頃気をつけており、う蝕や歯周病はない
❷ 内科疾患、薬の常用など一切なく、食生活も気をつけている
❸ 生理になって1週間くらいで、体調に問題はない

患者へのアドバイス

- とくに病気もないので、おそらく生理期がかかわっていると思われます。生理期は歯肉炎や口臭など、口腔内にさまざまな変化が起こりやすく ☞1 なります。
- 口腔清掃レベルを保ち、こまめに水分補給を行い、場合によっては洗口液やタブレットなどでマスキングしてみましょう。
- また、ストレスをためず、リラックスした時間を多くとるようにしてください。

本事例から学ぶ健口免疫アプローチ

☞ 1　生理期と口臭の関係は？

生理期の口臭については、まだまだ不明な点が多いのですが、おおむね以下のようなところまでわかっています。

①女性ホルモン（プロゲストロンやエストロゲン）が血液中に多量に遊離し、肺胞機能のひとつ、ガス交換の際に呼気中に反映されて特有の口臭になる。

②口腔抹消（歯肉、粘膜表層）の血流にも女性ホルモンは反映され、バクテリア叢の変化や歯肉炎症傾向を高め、特有の口臭になる。

③交感神経系優位になることで、唾液の性状が変化（主に水分量の減少）、口腔の乾燥度が増すことで口臭を自覚しやすくなる。

④上記に加え、口腔衛生環境が悪い（歯垢や舌苔の過剰な堆積、清掃不良）と口臭の産生は一気に増える。

[解説]

口臭は学問的にも臨床的にも大変多角的な症状で、1冊の分厚い本ができあがってしまうほどです。この症例のように原疾患がなく、生理期がかかわっているだろう……と予想される場合は「この時期がすぎるまで待て」で済まされそうですが、せっかくの健口免疫アプローチのチャンスです。生理期特有の口臭に関するメカニズムと具体的対策を提示し、悩める患者さんを安心させたいものです。

この症例のように口腔内・全身的に著明な問題点がない人でも☞1の①～③の可能性は随時起こります。女性に対する健口アプローチとしては症状の有無にかかわらず普段からそのメカニズムをアナウンスしておくと、いざというときにあわてることはないでしょう。

ところで、筆者は閉経後（エストロゲン分泌量が減る）にも体調不良が原因で口臭を訴える女性が多いように感じています。そもそもホルモンは生体の恒常性（バランス）をコントロールする潤滑油のような役目をおっており、分泌量が多くても少なくてもそれに反映された症状が出る、そのひとつが口臭というわけです。思春期の口臭についてもメカニズムは一緒で、小学校高学年くらいから男性は男性らしく、女性は女性らしい身体をつくるために性ホルモンが活性化され、分泌量が一気に増えます。それにともない、口臭や歯肉炎などが発生しやすくなるのです。

生理期の口臭に対しては、対症療法が基本になります。口腔衛生に関する治療とともに、口腔常在菌叢を整える目的でタブレットやサプリメントの使用を勧める（乳酸菌等）機会も出てくるでしょう。

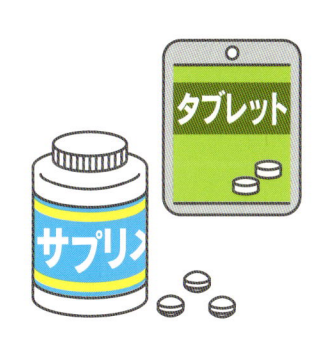

※ 女性の生理、閉経後の健口アプローチについては、48頁テーマ5-①「女性の生理」、38頁テーマ3-④「膠原病」についても参照してください。

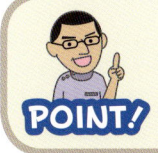

POINT! 女性の生理期特有の口臭への対応が求められる症例では、口臭発生のメカニズムと患者さん自身で可能な対策・対応を指導するようにしましょう。

指導&トークに今すぐ活かせる　知っ得！納得！健口免疫アプローチ

テーマ5
女性の健康

③歯と歯肉の色をきれいにしたい患者へのアプローチ例

患者の訴え

歯も歯肉も美しくしたい！

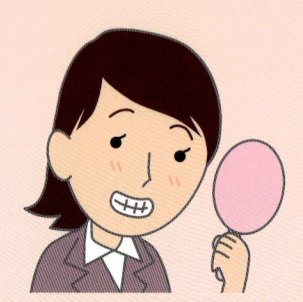

（30歳女性）

問診で得られた患者情報

1. 30歳を契機にすでに断煙している
2. 黄ばんだ歯、黒ずんだ歯肉を美しくしたい。身体を傷めず自然な方法でトライしたい
3. 内科的な問題や現症、既往、内服等の問題なし
4. 口腔ケア（PMTC）を定期的に継続中

患者へのアドバイス

- 歯の色素沈着は体の内側からも分解される☞1ものです。歯の本体すべてを大切に考えていきましょう。
- 歯肉はビタミンの栄養補給で新陳代謝のパワーアップが期待できます☞2。歯も歯肉も外側ばかり気にするのではなく、中からの力も最大限引き出すようにやってみましょう。

本事例から学ぶ健口免疫アプローチ

☞ 1　歯の色素沈着は内側からも分解されるとは？

　歯の表層に染み込んだ色素はこすっても落ちないですが、中から分解させるチャンスはあります。これは歯の神経（＝歯髄）が歯を内側から浄化する役割もおっているからです。歯髄を守ることが歯のいろいろな機能の持続につながる……　歯の表面の刺激が象牙細管内の組織液の流れを変化させ、歯髄の神経を刺激する（疼痛等の発現）という「動水力学説」の応用と考えるとよいでしょう。

☞ 2　健康な歯肉とビタミンとの関係は？

　歯肉も含め生体の皮膚を構成するタンパク質の80％以上はコラーゲン（線維性で強く硬い組織を形成できるタンパク質）です。そのコラーゲンはビタミンの供給で新陳代謝が加速されるため、良いコラーゲン＝良い歯肉を産生するためにもビタミンの栄養補給は欠かせません。また、ビタミンは直接塗布よりも食事から（内側から）の摂取が望ましいです。（44頁テーマ4-②も参照のこと）

図26｜図27｜図28

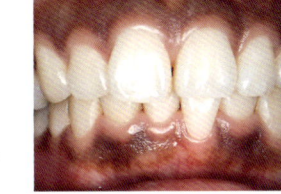

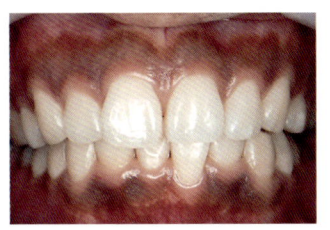

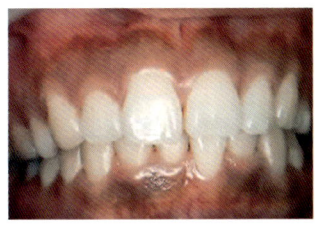

図26　初診時の口腔内。
図27　8か月後の口腔内。
図28　3年後の口腔内。

[解説]

　筆者の主観で科学的根拠はありませんが、禁煙（断煙）に成功した患者さん（特別な道具や補助剤を使わずみずからを律して達成したような意志・意識の強い人）は、その後の健口管理がさらに熱心になるように感じています。まるで「ナチュラル・ビューティー」に目覚めたかのように高価な口腔清掃器具を購入したり、審美治療についての要望をぶつけてきます。

　この女性に対しても「歯のホワイトニング」と「歯肉のブリーチ（メラニン除去治療）」を紹介しました。ただ、この人の場合、治療のメリットを理解しつつも "自然な方法（歯を削らない、歯肉を傷めない）" 志向が強く（治療に対しての抵抗があるわけではない）、治療を希望することはありませんでした。そこで「歯の内部は水が循環している」「ビタミンCが歯肉細胞の代謝を加速する」というキーワードを与えたところ、食いつきがよかったのです。「しっかり磨こう」「フッ素コーティングしよう」など、歯の外側からの概念は叩き込まれている人が多いのですが、内側からの話を聞く機会は少ないようです。

　さて、現実的な対応としては、歯の審美はエアフロー主体のPMTC、歯肉の審美は栄養学的な指導と必要に応じてビタミン軟膏（局所塗布用）を紹介、半年に一度のペースで改善具合を評価していくことになりました（図26〜28）。今日明日の治療方法がない場合「どうにもなりません」と簡単に済ませそうな症例でも、"キモリの心（13頁参照）" で対応すれば、何かしらのアドバイスができるものです。

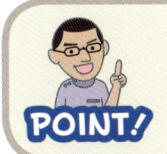

> **POINT！**　表面表層からの処置は限られていますが、「身体の中から」向き合っていきたいこのような症例では、歯はエアフロー＆研磨を重ねながら、歯の保水性にともなう色素排除のメカニズム、歯肉はビタミンによる細胞の代謝活性促進などを題材に、口腔に関する意識を高めるようモチベーションしましょう。

テーマ6 アンチエイジング

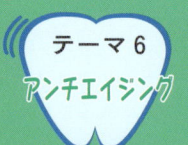

① 唾液の出が悪いと訴える患者へのアプローチ例

患者の訴え

（インレー脱離をきっかけに初診来院）

最近、唾液の量が少ない気がする……

（42歳男性）

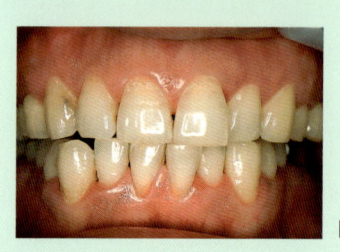

図29　初診時の口腔内。

問診で得られた患者情報

❶ 耳鼻科でCT、エコーを受けたが、鼻腔関連に異常なし※。唾液腺を絞れば出るには出る
❷ 口腔衛生に対するモチベーションが高く、う蝕、歯周病等はない
❸ 内科健診レベルでは異常データなし。なお、仕事上の疲れが激しく不眠の連続

※歯科来院前に内科・耳鼻科で検査済み

患者へのアドバイス

- 現状から考えると、体調不良が唾液分泌不足につながっている☞1 可能性があります。1か月くらいはリラックスして体調のコントロールに気を配り、少しでもゆったりとした時間をとるように注意してみましょう。
- 体調が良くなれば、渇いた感覚から脱出できる☞1 と思います。

本事例から学ぶ健口免疫アプローチ

☞ 1　体調不良と唾液分泌との関係は？

　唾液腺は自律神経系2対がコントロールしており、双方のバランスが崩れると分泌傾向にも違いが出てきます。たとえば、交感神経系が強くなれば粘液性唾液タンパク質（顎舌下腺から多く出るムチンなどのタンパク質）の分泌が盛んになり、口腔内はベトついた感じがします。一方でリラックスしていて気持ちが安定しているときは副交感神経系がはたらき、漿液性（水分やイオン物質に富んだ）の唾液がより分泌される（耳下腺唾液）ため、口腔内は潤います。緊張時の"生唾を飲み込む"行為や喉が渇いて"水分がほしくなる"行為は生理的に理にかなった反応であり、体調と唾液分泌が密接な関係にあることがわかります。（28頁テーマ2-②「心身不安定による不定愁訴」も参照のこと）

[解説]

　唾液腺そのものの疾患（感染・炎症・腫瘍など）であれば医療の介入が必要ですが、そうでないときはどうしますか？　「水をたくさん飲む」「ガムを噛み続けて唾液を出す」で終わりですか？　肉体疲労やメンタルストレスが大きくかかわっていそうでも、本人が「健康なのに唾液が出ない」と考えている場合、説明の仕方によってはトラブルに発展しかねません。事実、この患者さんの場合、前歯科医院では「気のせいでしょう」といわれたことが"適当に扱われた"と感じ、不満に思っていたそうです。まずは患者さんの訴えは受け止めるべきと考えます。

　この患者さんには、初回に以下の解説を簡単に行いました。
①唾液分泌のメカニズム、とくに自律神経系二重支配について
②体質改善で唾液分泌を増やすコツを伝授（類似症例の紹介）
③今後の通院スケジュール等、治療に関するアドバイス

　①として、唾液は「唾液腺から分泌されるもの」であること、「交感神経／副交感神経それぞれに影響を受ける」ことを詳説しました。唾液腺は口腔内のいたるところに点在しており、1か所の唾液腺がトラブルを起こしたとしても、その他の唾液腺がカバーするので口腔内が完全に乾いてしまうことはほとんどなく、潤いを保ちます。

　②としては、慢性的なストレスや疲労から脱出するための、元気になるアドバイスが有効です。元気になるとともに唾液分泌傾向も少しずつ改善していく期待感を示唆してあげましょう。ほかに近い症例があれば、その人の対応と改善具合などを参考にお話します。そして本格的な対応を希望された場合は、データをしっかりと残すために③に進み、唾液分泌量の測定などシステマティックに対応していきます。この症例の人は歯科医師に信用してもらうために内科と耳鼻科で徹底的に検査してきた……　とのことでした。"私たちのひと言ひと言はとても重い"と再考させられたものです。

　この症例のように年齢も若く唾液腺の細胞活性がある程度期待できる場合は、生活習慣指導＋唾液腺機能訓練で対応してみましょう。生活習慣指導ではリラックスアドバイスに健口栄養指導、機能訓練では味覚刺激訓練（酸味、咀嚼等）や唾液腺マッサージ、ストレッチや顔面体操なども有効かもしれません。健康管理に積極的な人ほど、理論を知ればすぐ実践に進みたいものです。モチベーションを高めながら問題解決に導いてあげてください。

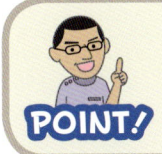

POINT!　身体的に目立った異常がないが、唯一唾液の分泌が少ないことを自覚し、助けを求めている場合、なぜ分泌が減ってしまうのか、その生体生理学的なメカニズムを理解すること、今後どう対応すればよいのか等をアドバイスしてあげましょう。

テーマ6 アンチエイジング

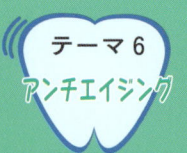

②味覚異常を訴える患者へのアプローチ例

患者の訴え

（定期健診での相談時）

ここのところ、食べ物の味が悪くて……

（84歳女性）

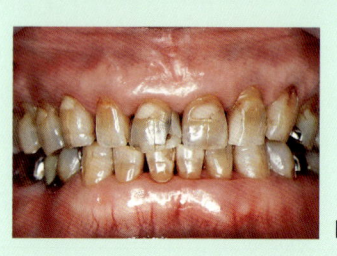

図30　定期健診時の口腔内。

問診で得られた患者情報

1. う蝕や歯周病には気をつけ、定期ケアは欠かさない。口腔内に大きな問題点はない
2. 基礎疾患など現症に大きな問題はない。内服薬等の使用歴なし
3. ウコン、どくだみ等、身体に良いとされる茶葉を毎日飲用している

患者へのアドバイス

- 味覚についてはお口の中と身体全体、それぞれの状態を分析していくこと☞1で打開策にたどり着くことがあります。年齢的なものであっても唾液腺や舌を刺激するなど、身近にできることを一緒に探っていきましょう。
- ポイントは「唾液と舌の調子」☞1ですので、順を追って少しずつ解決していきましょう。

本事例から学ぶ健口免疫アプローチ

☞ 1 味覚異常の原因を探るためのアプローチ法は？

筆者は味覚の改善を求める人には、段階を経ながらつぎのようなアプローチをしています。

① 舌を診る ───── a) 衛生状態はどうか？　粘膜の病気はないか？　咬傷等、歯科的処置は？
　　　　　　　　　 b) 感覚検査をしてみる：解剖学的辛酸エリアの感覚受容度
② 口腔全般を診る── a) 歯科的対処の必要性はあるか？
　　　　　　　　　 b) 唾液についてはどうか？（分泌状況、分量、日内変動等）
③ 全身的状況を診る─ a) 基礎疾患、付随する内服薬との関係は？
　　　　　　　　　 b) 生活習慣、とくに栄養に関して問題はないか？（サプリメントや漢方も）
　　　　　　　　　 c) 食の偏り、断っているもの、過去にさかのぼって減量歴など
　　　　　　　　　 d) 飲酒や喫煙
　　　　　　　　　 e) 過去の病歴、とくに神経生理学的な薬の経験

[解説]

口腔に対する意識の向上とともに、味覚をよくしたいというリクエストが増えてきたように感じます。味覚とは元来本人が感じる主観的なものという扱いで、よほど深刻な事態に進展しない限り「病気」とみなされない点が問題です。筆者の医院に転院してきた患者さんの話を伺うと、前医で"味の悪さ"を訴えたら「年齢だから」「唾液が少ないから」との対応はまだよいほうで、「水をもっと飲みなさい」「気のせい」「心身症かも」といわれ、ガッカリしてさらに味が悪くなったという人もいます。

味覚・嗅覚などのナイーブな問題には原因究明に具体的・実践的で目標をもって患者さんが望む環境設定を診療室で準備してあげることが大切と考えます。もちろん、知識提供ばかりでやみくもに期待ばかりをもたせるのもいけませんし、根拠のない素材（あるいは怪しい方法）を勧めるのも医療者としてあってはならないことです。

口腔全般でもっとも大切な項目は唾液の性状と味物質を受け止める舌、とくに味蕾の環境です。唾液は味を味蕾に届ける仲介役のようなものであり、唾液が不足していたり性質が著しく異なっていたりすると、味蕾は正しい味を感じることができません。

本症例は加齢の影響による唾液量の減少が考えられますが、若年世代が同じ訴えをしたら体調の影響による唾液性状の急激な変化を考える必要があるでしょう（具合が悪い、疲れやストレスの積み重ね、ホルモン剤や多数のサプリメント服用など）。これらにより自律神経系のバランスが崩れ、交感神経系が強くなります。唾液の水分分泌にかかわる副交感神経系が弱まれば、それだけ口腔内はドライになりますし、交感神経系が強く出るということはタンパク（とくにムチンのような粘液性の糖タンパク）の分泌が活性化されるため、ベトベト感が高まります。水分が少なくベトついた唾液を介してでは、味蕾はいつもと同じスピードで味物質の情報を受け取りにくくなり、結果的に「味が悪い」と感じるようになるでしょう。

（28頁テーマ2−②「心身不安定による不定愁訴」も参照のこと）

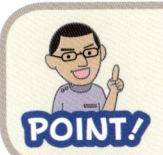

POINT! 味の悪さにつながる要因としては口渇、舌苔、味蕾変性、唾液性状、内科疾患（薬）、体調、加齢などが挙げられます。もちろん原疾患としてう蝕と歯周病への対応は欠かせません。それぞれに関する学問的理解を深め、身近にできる「小さな対応」を積み重ねて、相談者のQOL向上を目指しましょう。

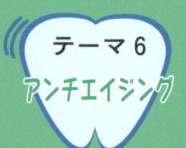

指導＆トークに今すぐ活かせる　知っ得！納得！健口免疫アプローチ

テーマ6　アンチエイジング

③（痛みがあるにもかかわらず）噛むことにこだわりのある患者へのアプローチ例

患者の訴え

（定期健診での相談時）

"食事は30回噛むと健康でいられる！"
と教わってきたが、顎が痛くて……

（90歳男性）

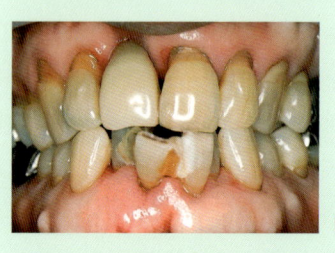

図31　定期健診時の口腔内。

問診で得られた患者情報

❶ いつまでも健康でいたいという願望が強い。口腔に関する意識も高い
❷ 上下顎の大半は補綴治療を施されているが、噛む意欲は旺盛で、30回噛むことへのこだわりがある
❸ 最近は食事の後半になると顎が痛くなってしまう

患者へのアドバイス

● 30回噛むことにこだわらず、顎の筋肉をしっかり使って食べる習慣を続ければ、それだけでも十分健康な身体を維持できます☞1。
● 逆に痛くなるまで噛み続けるのはマイナス☞2です。食材や作り方を工夫し、どの程度噛むと顎が痛くなるか感覚的に把握しておくとよいでしょう。

本事例から学ぶ健口免疫アプローチ

☞ 1　顎の筋肉をしっかり使って食べることと健康な身体との関係は？

　　肥満傾向の人の食事（咀嚼）は時間が短くて荒噛みです。じっくり噛める人は神経性ヒスタミンの持続的な遊離を引き出せることで満腹中枢のスイッチが入りやすく「暴飲暴食」にはなりにくいでしょう。また、栄養学的にも、噛めば噛むほど唾液分泌が促され、アミラーゼ等消化酵素の恩恵もより多く受けられるうえ、嚥下のスピードがゆるやかになるほど血糖値の急上昇が少ないので肥満になりにくい（インスリンの過剰分泌が抑えられ脂肪がつきにくい）といえます。

☞ 2　痛くなるまで噛み続けることの弊害は？

　　過剰ともいえる咀嚼運動は"メカニカルストレス＝物理的な過重負荷"により周辺組織の炎症発現の原因になりえます。顎に痛みをもつほど噛み続ければ、生体側は咀嚼筋群の活動をセーブする（＝噛みを減らす）ように対応し、結局"噛みすぎは噛み不足と同じ"ことになってしまいます。

[解説]

　幼い頃に教わった「30回噛んでから飲み込むと強くなれる」という咀嚼法に関する"こだわり"をもつ患者さんの症例です。

　"咀嚼"とは単に食べ物を細かくする運動を指すのではありません。咀嚼の最前線は「歯」ですが、歯を動かすには顎の筋肉群がかかわりますし、筋肉が動けばそれに併走する神経や血管、リンパ組織などが脳と連携を保とうとしてさまざまな生理的反射反応（おいしい、硬いなどを感覚的に感じる）が起こります。

　さらに咀嚼は「視覚」でも制御されます。私たちは「見て、噛んで、飲み込んだ」経験を学習し理解します。一度覚えた食材がつぎにまた目の前に現れたら、見ただけで噛み具合がわかります。つまり、咀嚼運動とは「目で見て、歯で噛んで、舌で触って、喉で飲み込んで」筋肉や神経系を最大限使う、システマティックで複雑な身体機能運動と定義づけられるでしょう。

　さて、咀嚼法に話を戻しましょう。満腹中枢とは間脳の"視床下部"に存在します。咀嚼運動を行うと（咀嚼筋が動くと）三叉神経系が信号（＝神経性ヒスタミン）を脳に向けて出します。この信号が一定に達すれば満腹中枢が起動し、満腹感が得られるというわけです。その一定のラインを下回ると、再び摂食中枢が優位になり空腹感が起き始めます。摂食中枢と満腹中枢とは咀嚼運動から得られるヒスタミン信号でともに平衡を保ち、食欲をコントロールしている高次機能です。人間の場合、嗜好や経験、学習や記憶に加え"意識的に数多く噛む"といった習慣的高次機能が発達しており、咀嚼と上手に向き合えば、健康な身体を手に入れることができます。

　30回咀嚼にこだわりをもち、習慣を崩したくないのであれば、食材を工夫し（硬軟おりまぜ）トータルの咬合回数を減らしたり、力のコントロールをうまくすることが大切です。「たくさん噛むのは健康に良いですが、回数にこだわらず顎の疲労度を考慮して咀嚼嚥下しましょう」と指導してください。

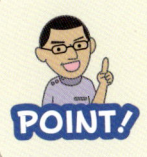

POINT!　噛むことはさまざまなメリットを引き出せますが、この患者さんのように一度覚えた習慣はまじめに続けることが正しいと信じ、加齢に見合わない過剰な咀嚼運動を続けることで顎の痛みを誘発している人も多いように感じます。年齢に見合った咀嚼習慣であるように軌道修正してあげられるのは、われわれ歯科関係者の重要な役割です。

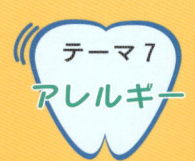

指導＆トークに今すぐ活かせる　知っ得！納得！ 健口免疫アプローチ

テーマ7　アレルギー

① レジン系材料のリスクを気にする保護者へのアプローチ例

患者の訴え

子どもの歯の詰め物がアレルギーの原因になるのではと心配で……

（8歳児母親）

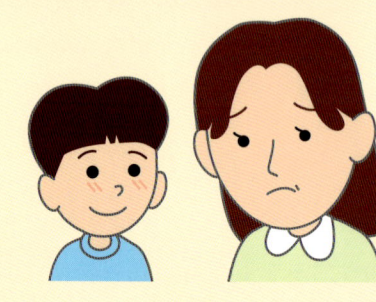

問診で得られた患者情報

❶ 子どもの充填材量（主にレジン）に関する情報を知りたがっている
❷ とくにレジン素材がアトピーの原因になりうるか気になる
❸ 子どもの口腔内にアレルギー的な問題点はない、全身的にもアレルギー疾患はない

患者へのアドバイス

● 治療で使う材料に毒性はありません ☞1 ので、安心して治療を受けてください。人間の身体は、お口の中から入った素材（成分）に対して、簡単にアレルギー反応を起こさないようにできています ☞1 。
● 将来的な身体の変調などは、そのつど対応していきましょう。特別な事情、特異体質などの情報は随時教えてください。

本事例から学ぶ健口免疫アプローチ

☞1 この母親にレジン系素材でアレルギーになる心配はないと答えて大丈夫？

　問診でアレルギーに関する特質的な危険性が低いと断定できるので大丈夫です。もちろん、異物に対する生体の反応に「絶対普遍」はありえません。母親には、体質的にノーマルな子どもに、適正な方法で処置すれば、大きな問題は起こらないと説明しつつ、アプローチとしては"免疫寛容"というキーワードを理解したうえで解説するとよいでしょう。免疫寛容とは「すべての異物を排除するシステムが免疫ではあるが、食材をはじめ口腔内から入る微量元素に対して生体側は過剰に反応しないしくみになっている」ことです。口腔内充填物のひとつであるレジン系素材にアナフィラキシー型のアレルギー（即時型・Ⅰ型）反応を起こす可能性はゼロに近いといえましょう。

図32｜図33

図32　A|Aの修復を母親が希望して来院。
図33　修復後。この後に本題の質問を受けた。

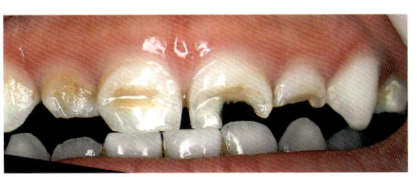

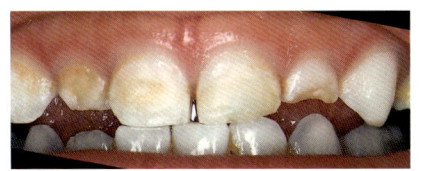

[解説]

　歯科用レジンは歯科臨床現場で用いる材料のなかでもっともバラエティ豊かな素材といってもよいでしょう。充填材料として、接着材料として、歯科ではレジン系素材を扱わない日はないくらい日常臨床に浸透しています。

　レジンに限らず流通している既存の材料は指示に従って治療に用いる限り「安全」とされ（急性毒性試験などをクリア）てはいます。しかし、アレルギーに関する情報提供（使用説明書等を含む）はあくまでも「注意を促す」内容です。また、国産品（および日本のメーカーが卸す）材料の安全性を含めた素材の保証はＰＬ法（製造物責任法：Product Liability）でカバーされていますが、この法律は製造者（メーカー）の製造販売に関する責任の意味で、患者さんの口腔内にもちこんだその瞬間からは、医療事故を含むあらゆる責任は医療者側にあると筆者は理解しています。つまり、アレルギー反応が原因で何かトラブルが起きても、メーカーには保証する責任がなく、説明義務違反に問われるのは歯科医師側です。それだけに、医療者側は素材の特性を熟知し、患者側に情報提供しなければなりません。

　さて、本症例で母親が心配する「レジン系素材のアレルギー発現」に対しては、上記のとおり"適正に使えば問題ない"と答えてよいでしょう。ただし、生体反応に「絶対普遍」はありえません。医療者はアレルギーも含め長期の生体変化を熟知理解し、そのなかから「患者さんの利益になる情報」を厳選し、的確に伝える責務があることを忘れてはなりません。診療室内で将来的なリスクを議論するのは時間の制約上無理があるうえ、言葉によっては不安感をかえって増長させてしまう可能性もあります。皆さんの医院・診療内容に則したツールやパンフレットを作製し、要点を理解してもらう方法が現実的と考えます。

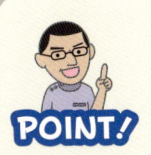

POINT!　歯科材料に関する情報は、母親に限らず誰でも気になる項目です。とくにアレルギーや毒性に関する情報はいつでも説明できるように準備しておくとよいでしょう。レジン系素材が突出したアレルゲンになってしまうことはありえませんが、最近では充填材・接着材でレジン材料の選択肢が増えていることもあり、ポスターやリーフレット等による積極的な情報開示をお勧めします。

テーマ7 アレルギー

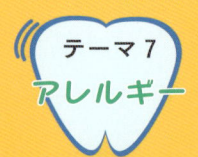

②補綴物による金属アレルギーを訴える患者へのアプローチ例

患者の訴え

口の中の金属を外してほしい……
何十年も問題がなかったのになぜ？

（62歳女性）

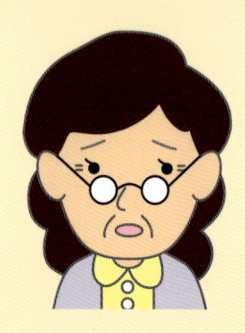

問診で得られた患者情報

❶ 2か月前から手足にかゆみや発疹が出てきた
❷ 内科で金属の元素分析をしてもらったら歯科用金属類に強く反応が出た
❸ 前年、帯状疱疹で辛い思いをした経験以外、これといった病気にはかかっていない

患者へのアドバイス

● 歯科治療による金属アレルギーの発症は複雑で、歯科治療を受けてから数日～数十年と幅が広いのが特徴☞1です。昨年の帯状疱疹の経験が体質変化につながり☞2、アレルギー症状が出たのかもしれません。
● 症状が出たら、お口の中から金属を外すタイミングが早ければ早いほど、アレルギーの消失も速やかです。

本事例から学ぶ健口免疫アプローチ

☞ 1　治療した後は問題がなかったのに……

　口腔内に充填された金属は、少しずつイオン化し体内に入っていきます。身体は口から入るもの（食べ物、飲み物、薬……　微量元素）に対して、異物反応を過剰に起こさないしくみをもっており、それを腸管粘膜の免疫担当細胞が主導する「経口免疫寛容」とよびます。多くの成分は、吸収されることなく身体を通過していきます。それでも微量ながら長い時間をかけて重金属イオンは体内に蓄積（皮下など）されていきますが、皮下にたどり着いた重金属イオンはマクロファージに食べられてしまいます。ただし、マクロファージが呼び寄せたT細胞が抗原情報を「金属感作体」として記憶し、そのまま皮下に残り続けます。

☞ 2　帯状疱疹をきっかけにアレルギー症状が出たと考えられるのはなぜ？

　数十年も経ってなぜ突然症状が出るのか、全容は解明されていませんが、この症例の場合、「皮下に蓄積され眠りについていた重金属感作体が、帯状疱疹を患ったことで身体の免疫システムに異変が起き…」「帯状疱疹ウイルスと戦った数か月の間に、ウイルス複合体を攻撃するため、身体は大量のキラーT細胞を作り…」「キラーT細胞は帯状疱疹ウイルスとともに抗原認識していた金属感作体を攻撃の対象とし、さまざまな炎症性サイトカインを生じさせ…」「その結果皮膚に炎症症状（皮膚炎）が起きた…」と筆者は考えています。

[解説]

　一般的な歯科金属アレルギーはIV型（遅延型）、他のタイプ（I～III型）のように抗体がつくられないため発症のタイミング（発症ルート）を予測（特定）することは難しく、30～40年以上経過したあるときに皮膚発疹が出たりすることも稀ではありません。アレルギー発症のきっかけとして体調変化や病気の経験がかかわることも多いので、現病既往歴など問診は徹底して行うべきと考えます。

　図34は別の類似症例（51歳女性）で、閉経後数年（本人曰く3～4年）経た頃に全身的なアレルギー症状に苦しむようになり、口腔内の金属アレルギーが疑われたため修復物を除去。ほどなく軽快しました。金属といっても「6 7」に小学校の頃に詰めてもらったアマルガム修復しかなく、その結果が筆者も信じられませんでしたが、分析依頼した内科主治医と議論の末「金属アレルギー」との結論に至りました。

　口腔内金属が原因のアレルギーは、発症ルート、メカニズム、時期等に個人差があり、また時間が経つほど症状の改善は著しく困難になります。体質変化など、全身的な素因と口腔内のかかわりを総合的に検討できる診療環境づくりを心がけましょう。

図34a　「6 7」にアマルガムあり。
図34b　金属のみ撤去し、レジンにおきかえると、症状は軽快した。

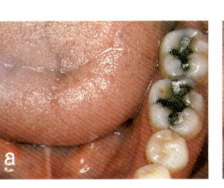

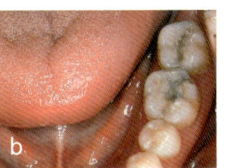

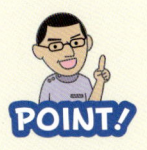

POINT! 金属アレルギーの症状が出るタイミングはさまざまで、当初は口腔内の金属が関係していると気がつかない場合も多いです。歯科来院前に他科でそのように診断を受けてくる人がほとんどですが、逆の場合もありえます。口腔内に限らず、普段から体質変化の有無などコミュニケーションをよくとり、アレルギーの発現と全身的なかかわりがないかなど、過去の病歴等も踏まえて把握しておきましょう。

テーマ7 アレルギー

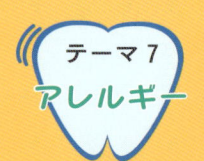

③ 特定の食べ物でトラブルを訴える患者へのアプローチ例

患者の訴え

果物を食べてから口の中がかぶれたような感覚……　これってアレルギー？

（56歳女性）

問診で得られた患者情報

❶ 昨晩の立食パーティでフルーツ（本人曰くパイナップル？）を食べてから口の中がかゆくて治らない（過去に同様の経験あり）

❷ 内科的基礎疾患は現在なし。アレルギーの体質改善を目的に30歳代より漢方薬を毎日服用。漢方のかかりつけ医に月に1～2回程度通院

❸ 全身的な異変は今のところない。先月、ファストフードのハンバーガーを食べた直後に上半身（とくに顔や腕）に発疹とかゆみが生じた

患者へのアドバイス

- 果物の成分で、お口の中が荒れて☞1しまいましたね。通常2～3日で改善しますので刺激をできる限り避け、回復を待ちましょう。
- アレルギー性の口内炎は体質や体調の影響が大きいと考えられて☞2います。合わない食べ物リストは随時修正する（体調などを考慮）とよいでしょう。
- 口内炎の回復にはビタミンCや鉄分が欠かせませんが、アレルギー性の場合は闇雲に食べないように。とくに生の野菜や果物は避け☞1たほうが無難です（温めたり、湯を通すとよい）。

本事例から学ぶ健口免疫アプローチ

☞ 1　「果物で口腔内が荒れる？」とは

　果物中の酵素（＝タンパク質分解酵素）の影響で口腔粘膜表層が傷んでしまうことです。酵素の作用が強いと上皮粘膜が剝離したり、火傷のように荒れてしまうことがあります。唾液の粘膜保護作用により自覚することは稀ですが、ドライマウス傾向の人や唾液分泌が一時ストップ（急に冷たいフルーツを口の中に入れるなど）して分泌減少傾向の場合、「酵素負け」を起こしやすくなります。対応として、酵素の多くは熱を加えることで分解／変性し、抗原性が低下するので、果物や野菜はアレルゲンになりやすい生ではなく、スープや温めたりして食べるとよいでしょう。

☞ 2　アレルギー性口内炎と体質／体調との関係は？

　アレルギー体質の人は、アレルギー性口内炎を起こしやすい傾向にあるようです。たとえば花粉症に合併して口腔アレルギー症候群が発症します。また、発症を左右する因子のひとつに"その日の体調"が挙げられます。一時的な体調不良はもちろん、女性の更年期や仕事上のストレスなど自律神経系のバランスを崩したときは、普段は問題が起こらない野菜や果物の酵素に対してアレルギー反応を示す可能性があります。

[解説]

　特定の食べ物の影響で口の中、口の周り、喉の奥が腫れたりムズがゆくなったりする状態を「口腔アレルギー症候群」とよんでいます。症状が大きくなると発疹や吐き気、気管支喘息に進んだり、重症化するとショックを引き起こす可能性もあり"たかが口の中のアレルギー"とバカにしてはいけません。果物や野菜に含まれる酵素（＝タンパク質分解酵素）は気道の粘膜周辺から感作されやすく、アレルギー反応を起こすと喉がかゆくなります。代表的な酵素としてはパパイン（パパイヤ）、ブロメライン（パイナップル）、アクチニジン（キウイ）、フィシン（イチジク）などです。歯科の分野では、歯磨剤やタブレットに「果物の酵素入り」という素材があるので、酵素の功罪をていねいに説明する必要があります。

　口腔アレルギー症候群は体質や体調に大きく左右されると考えられます。抗原感作のメカニズムが花粉症の発症と類似する場合があるため、花粉症の人は口腔アレルギー症状が合併する可能性が高いかもしれません。ブタクサ花粉症の場合はメロンやバナナ、シラカバはリンゴやモモ、スギやヒノキはトマト……というように、最近では「花粉症と口腔アレルギーの相関」情報も耳にします。

　口内炎対策には"失われたビタミンや鉄分の補給"といわんばかりに「果物を食べましょう」「野菜を食べましょう」では思わぬトラブルに遭遇する可能性もあります、いわゆる口内炎とアレルギー性口内炎とは区別して考えるべきでしょう。

　この患者さんの問診情報には「食べ物の油」が原因？　と思えるアレルギー経験の訴えもあります。油が酸化する過程で発生したアルデヒド類が、同時に摂取したタンパク質と複合体を形成して"ハプテン"というアレルゲンになり一過性の症状を示したと思われます。

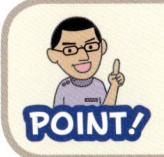

POINT!　口腔アレルギー症候群は原因となる食材と患者さんのその日の体調が深くかかわっています。訴えの内容を詳しく分析し、真摯に対応することが解決の近道です。患者さんのトラブルやニーズが多様化した現在、食生活を支えるべきは"私たち歯科医療者"との使命感をもって取り組みたいものですね。

テーマ8 アドバンス臨床

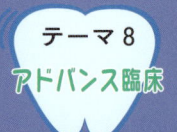

① "健康オタク"な患者へのPMTC時のアプローチ例

患者の訴え

（3か月ごとの定期メインテナンス来院時）

私の"歯根膜"は何ともないのかしら？

（50歳代女性、健康意識がとくに高い）

問診で得られた患者情報

❶ テレビの健康情報番組で"歯根膜"特集をみて気になったようだ
❷ 口腔内に早急な問題点はなし
❸ 健康に対する知識が豊富※

※ 医療者側も指導を積み重ね、ネタが切れつつある……

患者へのアドバイス

（筆者らの実際の対応を再現）
――は☞1を参照

DH：いかがですか？ 困ったこと、気になったことはありませんでしたか？

患者：全体的に問題はありません。ところで、私の"歯根膜"って、何ともありませんか？

DH：テレビをご覧になったのですね。ではいつもどおりケアを行いながら歯根膜の状態をチェックしてみましょう。その後コメントしますね。

DH：（約25分間PMTC実施後）正常ですよ。ところで歯根膜は、①歯を顎や歯肉で支えるための大切な線維質です。歯周病にかかると歯根膜もトラブルを起こします。初期段階では②歯が浮いた感覚や③噛むと違和感があるので、早めに来院してください。（このタイミングで）先生～、何かコメントありますか？

筆者(Dr)：いつも安定した口腔内で"大変結構です"。歯根膜には④神経細胞や⑤骨をつくる細胞など細胞がたくさん含まれ、⑥歯根膜自身が免疫系を調節するとても多機能な役目をもった大切な線維膜です。定期チェックを継続して、安定した状態を守りましょう。

本事例から学ぶ健口免疫アプローチ

☞ 1　この症例におけるアプローチのポイントは？

　まず挨拶の際に一度会話を区切ってから、目的のPMTCへ進んでいます。こうすることで、処置を行いながら、何を話すか頭の中で整理・まとめる余裕ができます。処置後の「まとめの時間」や「別れのあいさつ」はモチベーションをつぎにつなげるためにも大切な瞬間です。ここでは「①歯根膜の臨床的意義」と、「②③トラブルを起こしたらこうなる」を解説し、「④⑤学問的な解説」に「⑥最新情報（歯根膜の線維芽細胞は口腔内 P.Intermedia の影響を受け PGE2 産生にかかわっている）」を交え、最後に「引き続き頑張りましょう」のノリで締めくくっています。偶然のようでいて必然ともいえる会話の組み立てです。筆者の医院では特別なスタッフトレーニングを行っているわけではありませんが、コメントするタイミングなど、おおまかなタイムスケジュールを歯科医師と歯科衛生士で共有し、30分間のうちの一瞬でも無駄にせず、PMTCに臨むよう心がけています。

[解説]

　本事例のようないわゆる"健康オタク"の人と話していると、筆者であっても打ち負かされてしまうことがよくありますが、それも含めて会話を楽しむように心がけています。皆さんに"はじめの一歩"を踏み出すきっかけとして、左頁のアドバイスでは、実際に対応した会話例を紹介しました。その内容に注目してください。

　PMTCの前後に3分間もあれば済んでしまう短い会話ですが☞1のとおり、患者さんに伝えたい「歯根膜の役割（太字下線部）」で構成されている点に注目です。もうひとつ気づいてほしいのが、歯科衛生士が挨拶がわりに投げかけた「いかがですか？」のひと言です。このとき「お口の中はどうですか？」とか「歯や歯肉の具合は？」といった口腔内に限定してはダメです。ここでは、最初から「歯根膜」という専門用語が出てきましたが、なかには「寝不足」とか「先月まで入院していた」というように、口腔内とは直接関係ない会話を始める人も少なくありません。意外にも、そのひと言に重要な意味が含まれていることが多いのです。

　とくに健康オタク型の人の場合、PMTC来院のたびに担当歯科衛生士に「これを聞きたい」「これが知りたい」「これが不安だ」と準備万端で、着座後待ちかねたようにストレートに話してくるケースが多いように感じます。医療者側からテーマを限定することなく、患者さんが自由に問題提起できる雰囲気を診療室に入った瞬間から感じてもらう工夫も大切と考えます。

　この患者さんの場合、来院する数日前にテレビの某健康番組で歯根膜の特集があり、しっかりみていたのでしょう。PMTCの際に歯根膜について「質問してみよう」と思ったに違いありません。テレビをみながら、担当歯科衛生士の顔を思い出してくれていた……　と考えると、衛生士冥利につきる一瞬ですね。

　さて、この患者さんの質問は歯根膜でしたが、けっして難しい取り組みではないので、皆さんの医院環境にあった三位一体（患者・DH・Dr）のアプローチパターンを構築してみてください。

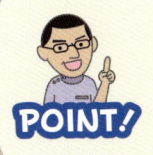

> **POINT!**　いわゆる"健康オタク"な人との会話を"これは大変そうだ……"か"待ち望んだタイプ！"とどちらでとらえるかは皆さん次第。とらえかたひとつで、会話を楽しくも、つまらなくもできる患者さんです。毎回さりげなくタイムリーなテーマを選んで、"PMTCにかかわる健口用語を伝授（解説）する"ところからはじめてみてはいかがでしょうか。

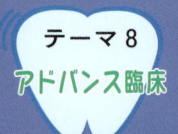

テーマ8 アドバンス臨床
②インプラント手術決定後も不安な患者へのアプローチ例

患者の訴え

インプラントの手術を決断したものの無事に乗り切れるかと不安で……

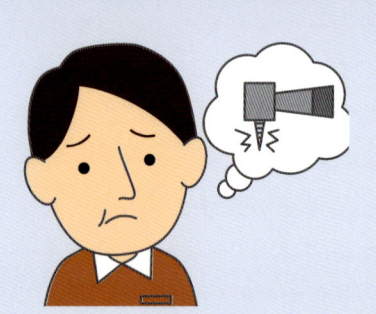

（40歳代男性）

問診で得られた患者情報

1. 手術決定後も、手術への恐怖感や術後痛などに不安を抱いている
2. 神経質っぽく、心配性。痛みに敏感で体力的にも手術を乗り越えられるか心配
3. 手術前後に免疫を高める意義を感じており、できることは「何でもやる」とのこと

患者へのアドバイス

- 手術の1週間前からは無理のない生活（＝自律神経型：交感神経系50／副交感神経系50）に努め ☞1、万全な体調で手術に臨めば大丈夫です。
- 痛みや出血は身体のコンディションに随分と影響を受けるので、健康に気をつけること、そして手術直後の安静期（数日程度）を超えたら仕事や運動など、可能な限りいつもの生活に戻していく ☞1 ように心がけてください。小さな工夫の積み重ねが手術結果に大きく影響するものです。

本事例から学ぶ健口免疫アプローチ

☞ 1　手術前後にこのような生活を心がける理由は？

　そもそも交感／副交感神経系は安静時に双方のバランスが保たれていることが望ましいので、どちらかが強くなりすぎるとさまざまな問題が起きます。そこで、手術の1週間前くらいから体調管理に努め、不安・ストレスがつのるなら食事を楽しむ、映画や音楽でリラックスする（術前は副交感神経系を高めておく）など自律神経型50／50の平衡関係を保つようにアドバイスします。また、下記解説のとおり、手術後はだまっていても副交感神経系が優位に変わってきます（場合によっては知覚過敏状態になる）。局所止血が完了し、傷口がふさがってきたのであれば、生活は極力日常に戻し、軽く身体を動かすようにアドバイスしましょう。

[解説]

　インプラント手術前後は、多くの歯科関係者が"患者さんの免疫力を高めたい"と考えており、薬の処方やサプリメントの選択に興味が集中しているように感じます。でもその前に、手術を受けると免疫学的に生体はどのように対応するのかを十分理解したうえで、患者さんごとの対応を考えていくべきでしょう。

　インプラントをはじめ外科手術を受けると、生体は白血球数を増やして抵抗性を高めようとします。手術時の身体は局所的にも全身的にも交感神経系優位な状態になっています。局所では傷口からの細菌感染を防ぐために大量の顆粒球を産生し、全身的にみればそれら顆粒球の変化を受け、さらに交感神経系が緊張することで痛みそのものを感じにくくします。一方で生体からみれば強制的に異物（インプラント体）が埋め込まれるわけですから、手術直後からアレルギー反応がはじまり、リンパ球がつぎつぎと産生されていきます。チタン合金は生体親和性が高い金属とされてはいますが、それでも異物であり、イオン化された金属はT細胞をさらに刺激し、生体はますます副交感神経優位に変わっていきます。つまり、手術中の身体は交感神経型を示し、手術後からは副交感神経型に変化していくということです。

　手術後の炎症所見についても同様で、局所的な反応は交感神経型の炎症（顆粒球がかかわるため、化膿性の炎症）で、全身的反応は副交感神経型の炎症（リンパ球がかかわるため腫脹や発熱、痛みを主症状）ということになります。

　この患者さんのように、神経質そうな人の場合、元々交感神経系が強く出るタイプなので、手術後に副交感神経系が強く出てくると反動が大きいゆえに、医療者側が想像している以上の痛みを訴える可能性があります。交感／副交感神経系を早期にニュートラルにするためにも、ただただ「術後はじっとしていて」というのではなく、微出血等がなければむしろ身体を動かすようにすることを指示しておくべきでしょう。

　また、薬の飲みすぎも問題となります。そこで、たとえば「鎮痛薬の飲みすぎは交感神経系が強くなり、局所反応が強く出てしまうので、飲みすぎないように」という情報も伝えておくことが大切です。

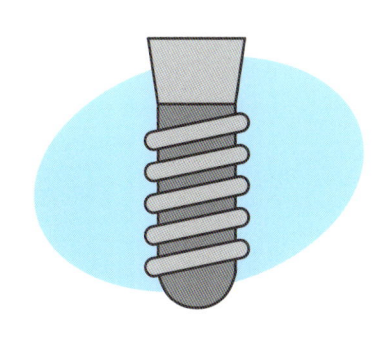

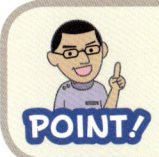

POINT!　本事例のような"神経質そうな……"人は「交感神経型」にあてはまる場合が多いようです。免疫力アップにつなげるアプローチとして、副交感神経系を活性化させるリラックスアドバイスを主軸に、患者さんとよく話し合い、有益な情報提供を心がけてみましょう。

テーマ8 アドバンス臨床

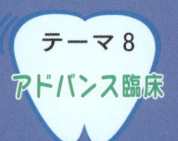

③矯正治療中に起こるトラブルが心配な患者へのアプローチ例

患者の訴え

矯正治療を決めたものの、治療中にむし歯や歯周病になるのではと心配……

（30歳代女性）

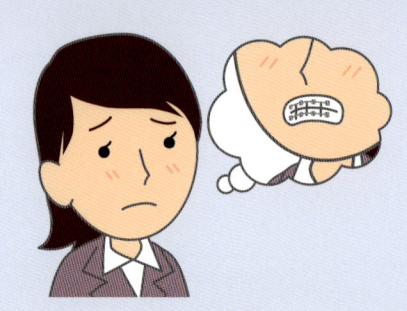

問診で得られた患者情報

❶ 口腔ケアは十分実践できており、定期的に受診もしている
❷ それでも矯正治療中は口腔内のトラブルを起こしやすいと聞いて心配
❸ 食生活などで気をつけることはきっちりと守りたい

患者へのアドバイス

- 矯正治療期間中は、お口の中の抵抗力が下がります☞1。
- ブラッシングやフロッシングなど毎日のお手入れはもちろん大切ですが、生活習慣や食事（栄養）など身体全体の健康管理にも気を配り、むし歯や歯周病にかからないようなコンディション☞2を維持しましょう。

本事例から学ぶ健口免疫アプローチ

☞ 1　矯正治療期間中はお口の中の抵抗力が下がるとは？

　矯正治療中は装置を長期間装着するため、小さなストレス環境が続きます。ストレスが続くと自律神経系のバランスは交感神経系寄りになります。顆粒球が増え続けるとその攻撃対象は善玉菌叢にも及び、普段より歯肉炎が起きやすくなります。また、金属の多い矯正装置では、金属がイオン化し、交感神経系を刺激して、化膿性の炎症もさらに起こしやすくします。当然、歯頸部う蝕のリスクも同時に高まります。

☞ 2　コンディション維持のためにアドバイスできることは？

　交感神経系／副交感神経系のバランスを整えるような日常生活のアドバイスが有効です。具体的には、子どもでは普段より少し多めに睡眠をとらせる、胃腸に負担の少ない消化のよい食事を出すなど、"いたわり系"の生活環境にすること、大人ならば、これらに加えてさらに少量のお酒、岩盤浴やサウナ、お笑いや映画鑑賞等、リラックス系の楽しみ方を推奨してみる、などです。

[解説]

　矯正治療中の健口免疫アプローチのポリシーはきわめてシンプルで「治療中の生体反応を患者指導に活かそう」です。すなわち、矯正治療期間中に生体に起こるさまざまな変化を免疫学的に整理・理解することで、患者さんの健口を高める具体的なアドバイスを加えて治療をよりスムーズにしていこうという、いわば"言葉による医療"です。

　矯正臨床担当の歯科衛生士の皆さんと話をすると「指導すべきキーワードは何か？」をよく問われますが、筆者は即座に「口腔内バクテリア叢、それらを健全に育てる生活習慣指導がキーワード」と答えています。子ども・大人いずれの矯正にも共通すべき事項は口腔衛生管理の徹底ですが、それには口腔常在菌と宿主の共生関係（＝菌は自分自身の健康を代弁するもの）を理解することが大切と考えます。たとえば、よい唾液分泌環境下では多くの善玉菌が育ち、結果としてよい口腔内生態系をつくることができますが、反対に唾液分泌環境がうまく機能していないと善玉菌が育たず、体調不良や生理的な変化をきっかけにう蝕や歯周病が進んでしまうものです。

　矯正治療中は、とかく交感神経系寄りになり、肉体的・精神的な小さなストレスは顆粒球をたくさんつくります。食事も思うようにとれないと消化器系の循環力が下がり交感神経系がさらに強くなります。顆粒球がつぎつぎに産生されるということは、活性酸素がたくさんつくられるので、身体はより酸化し、疲れやすくなったり、だるくなったり、胃腸がやられやすくなったりします。☞2のような日常生活上のアドバイスをするほか、サイエンティフィックな提案として、口腔内バクテリア環境を整える効果をうたうタブレット、サプリメント等の健康食品系や、唾液緩衝能を安定化する効果のある含嗽液の使用を勧めてみるのもよいでしょう。

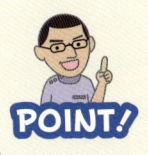

> **POINT!**　局所に限定した免疫学（う蝕免疫、歯周免疫）も大切ですが、やはり臨床の現場では全身からの視点でアプローチしたいものです。学問的には「歯を移動することは生体にどのような負担となり、生体はどう反応するものなのか（メカニカルストレスに対する生体の応答様式）」を理解し、随伴症状として発生しやすいう蝕や歯周病を、生活習慣とともに予防していける指導を行うことがポイントです。

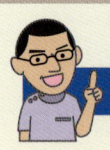

Message Board

「とりあえず様子をみましょう」をきちんとした言葉で伝えるには

　筆者自身、患者の立場で病院に行くと、よく言われるフレーズです。皆さんも何気なく使っていませんか？　健口免疫アプローチでは、この言葉をきちんと構文として使ってみてください。「○○日まで様子をみて、○○（のよう）にならない場合は、○○しますね」たとえばP急発（急性歯周膿瘍）で切開した患者さんが「膿を出し終えたら、今度はピリピリ凍みるようになってきました」と翌日来院してきたら、皆さんは"様子をみてもらう"にあたり、何を話しますか？　筆者なら構文にあてはめて、たとえば「3日間様子をみて治らない場合は、お薬を飲みましょう」と伝えます。顆粒球（交感神経系）優位で痛みを感じにくい手術直後の状態から、修復機構（副交感神経系）がピークを迎える処置後数日は術後の痛みや神経症状が出てくるものです。"いつまで様子をみるのか"を健口免疫アプローチ流に表現すると"自律神経系のバランスがイーブン（＝平均的）に戻るまで"となります。「様子をみましょう」の"真意をしっかり伝える"のも、健口免疫アプローチの大切なポイントなのです。

一人ひとりの個体差に応じて"キモリの心"で接しよう

　傷が早く治る人もいれば、なかなか治らない人もいます。同じように免疫（応答）力には個性＝個体差があり、その個性の力も時と場合によって変化（環境による影響、たとえば季節など）するものです。当人（＝宿主）の要素、周囲（＝環境）の要素などを総合的に判断し、もっとも的確なアドバイスを与えてこそ"健口免疫アプローチ"です。そして患者さんは心をもった"一人の人間"であり、患者さんの個体差をあらゆる角度から評価すること＝キモリの心が大切です。目の前の患者さんの状態を、教科書に無理やりあてはめようとするのではなく、その人その人の状況で評価するようにしていきましょう。

本書の理解を深める
参考文献ガイド

本書の理解を深める　参考文献ガイド

本コーナーは、本書掲載内容への理解をより深めるための参考となる文献を紹介しています。構成は、右のとおりとなっています。

1～36：論文または書籍のタイトル
著　者：著者名
掲　載　誌：雑誌の場合は掲載誌名、発行年、巻(号)、ページを、書籍の場合
(または発行)　は発行地、発行所、発行年を掲載
概　要：この論文(雑誌)・書籍から何を学べるか、そのポイントを簡潔に紹介
関連項目：関連する本書・本論のテーマと項目ナンバー

―――――――――――― **参考文献一覧** ――――――――――――

1．The influence of academic stress on gingival inflammation.
著　者：Johannsen A, Bjurshammar N, Gustafsson A.
掲　載　誌：Int J Dent Hyg 2010；8(1)：22-27.
概　要：心身のストレスが口腔内に与える影響について解説。試験＋口頭試問を3週間続けたグループは、歯周病のリスクマーカー値が上昇したという。心身のストレス状態が続くと口腔内環境が悪化する可能性がある、すなわち口腔内のナイーブ度を示す1つの論拠になる。
関連項目：テーマ1－①、テーマ2－①

2．The effect of menstrual cycle on periodontal health.
著　者：Machtei EE, Mahler D, Sanduri H, Peled M.
掲　載　誌：J Periodontol 2004；75(3)：408-412.
概　要：女性の生理と歯周病との関係について解説。排卵および前生理期には歯肉指数(GI)値が上昇したが、歯周ポケット深さ(PD)と付着指数(CAL)に大きな変化は現れなかった。生理期の生体変化は歯周組織に対して破壊的な作用は示さない。したがって、表在的な変化がすぎるのを待つのが最適……　と説明する論拠の1つとなる。
関連項目：テーマ5－①

3．Aphthous ulcers.
著　者：Messadi DV, Younai F.
掲　載　誌：Dermatologic Ther 2010；23：281-290.
概　要：口内炎について解説。一般的に40歳以下の女性に口内炎が頻発する、社会的高階層に多くみられる……　など、もっとも新しい口内炎の発現傾向から、薬物治療、栄養アドバイスのコツなど、口内炎のすべてが学べる総説論文。豊富な臨床症例写真つき。
関連項目：テーマ2－③

4．Public awareness and knowledge of herpes labialis.
著　者：Pica F, Volpi A.
掲　載　誌：J Med Virol 2012；84(1)：132-137.
概　要：ヘルペス性口内炎についての解説。コーカサスイタリアンの白色人種2,000人(男性961人、女性1,039人)の実態調査から、年齢差では30～45歳群が全体の92％を占める、男女比では男性36％に対し女性が44％と、女性の罹患率が高い……　など、単一民族を研究対象にヘルペス性口内炎の動向を学ぶことができる。年齢・職業など、被験者の社会的因子や、環境的な項目も合わせて多角的にヘルペスの発症傾向を知ることができる。
関連項目：テーマ2－③

5．Oral bisphosphonates as a cause of bisphosphonate-related osteonecrosis of the jaws: clinical findings, assessment of risks, and preventive strategies.
著　者：Assael LA.
掲　載　誌：J Oral Maxillofac Surg 2009；67：35-43.
概　要：骨粗鬆症治療薬と顎骨壊死との関係について解説。ビスフォスフォネート製剤内服者の顎骨壊死の発現頻度は10,000～100,000人に1人と低いが、抜歯を受けた群では300人に1人と高率になる。インプラント治療などの外科手術をともなう治療の際は、コンサルテーションをしっかりと行わなければならない……　などビスフォスフォネート服用者の注意事項を学ぶことができる。
関連項目：テーマ3－③

6. Hypersensitivity manifestations to the fruit mango.

著　　者：Sareen R, Shah A.
掲 載 誌：Asia Pac Allergy 2011；1(1)：43-49.
概　　要：果物によるアレルギー反応について解説。マンゴーに対する過敏症、口腔アレルギー症候群など、経口的に摂取される果物に対する免疫反応（即時型アレルギー反応）を症状と比較して学ぶことができる。

関連項目：テーマ7－③

7. Metal allergy and systemic contact dermatitis: an overview.

著　　者：Yoshihisa Y, Shimizu T.
掲 載 誌：Dermatol Res Pract 2012；2012：749561.
概　　要：金属アレルギーについて解説。口腔内に応用されたニッケル、コバルト、クロム、亜鉛等の金属が生体に対して過敏症を引き起こすメカニズム、発症から診断、治療へのプロセスが学べる、もっとも新しい論説。

関連項目：テーマ7－②

8. Effects of menstrual cycle on periodontal health and gingival crevicular fluid markers.

著　　者：Becerik S, Ozçaka O, Nalbantsoy A, Atilla G, Celec P, Behuliak M, Emingil G.
掲 載 誌：J Periodontol 2010；81(5)：673-681.
概　　要：女性の生理と歯周病との関係について解説。その関係をリスクマーカーの変化でより科学的に評価したところ、前生理期および排卵期には測定時出血（BOP）率が増加した。さらに歯周病罹患女性では同時期に歯肉溝滲出液（GCF）中のIL-6レベルも上昇したという。「生理は病気ではない」が定説ではあるが、歯周病に罹患した女性に限っては、口腔内状態が悪化してしまう可能性を示す論拠の1つとなる。

関連項目：テーマ5－①

9. Correlation between stress, stress-coping and current sleep bruxism.

著　　者：Giraki M, Schneider C, Schäfer R, Singh P, Franz M, Raab WH, Ommerborn MA.
掲 載 誌：Head Face Med 2010；6：2.
概　　要：体調と咬み合わせの関係について解説。肉体を酷使した（あるいは疲労した）日の夜は就寝中の歯ぎしり（＝スリープブラキシズム）の発生頻度が高くなるという。夜間の歯ぎしりは昼間の行動に対応する自律神経反射である……　歯ぎしりと免疫応答を結びつける論拠の1つになる。

関連項目：テーマ4－③

10. Oral health status in epileptic children.

著　　者：Gurbuz T, Tan H.
掲 載 誌：Pediatr Int 2010；52(2)：279-283.
概　　要：小児の全身疾患が口腔に与える影響について解説。てんかん発作のある小児は、う蝕多発傾向とともに口臭などの口腔所見が増加する傾向がある。幼少期といえども、基礎疾患と口腔保健との深いかかわりを無視してはならない……　"キモリの心"はすべての年代に関係する、といえる論拠の1つとなる。

関連項目：テーマ7－①

11. Is periodontal inflammation associated with raised blood pressure? Evidence from a National US survey.

著　　者：Tsakos G, Sabbah W, Hingorani AD, Netuveli G, Donos N, Watt RG, D'Aiuto F.
掲 載 誌：J Hypertens 2010；28(12)：2386-2393.
概　　要：歯周病と高血圧との関係について解説。歯周組織にトラブルが起きると抹消の血圧が上昇傾向を示すという……　血圧の上昇と歯周炎マーカー値の因果関係、すなわち高血圧と歯周病とのかかわりを説明する論拠の1つとして有意義な論文である。

関連項目：テーマ1－③、テーマ3－①

12. Effects of ascorbic acid on gingival melanin pigmentation in vitro and in vivo.

著　　者：Shimada Y, Tai H, Tanaka A, Ikezawa-Suzuki I, Takagi K, Yoshida Y, Yoshie H.
掲 載 誌：J Periodontol 2009；80(2)：317-323.
概　　要：メラニン色素歯肉とビタミンCとの関係について解説。アスコルビン酸（ビタミンC）ジェルを3DS方式（カスタムトレー）で歯肉に作用させるとメラニン色素が効率よく除去できたという（スプリットマウス法による個人写真つき）。歯肉の新陳代謝にとってビタミンCが有効であることを示す論拠の1つとして活用できる。

関連項目：テーマ3－③、テーマ4－②、テーマ5－③

13. Metabolic syndrome and periodontitis: is oxidative stress a common link?

著　　者：Bullon P, Morillo JM, Ramirez-Tortosa MC, Quiles JL, Newman HN, Battino M.
掲 載 誌：J Dent Res 2009；88(6)：503-518.
概　　要：生活習慣病と歯周病との関係について解説。メタボリックシンドロームと歯周病は、生体が示す「酸化ストレス」という共通点をもっている。歯周病はメタボとともに注意すべき疾患であるという論拠を示すための論文である。また、歯周病に対しての食事指導を行ううえで、生活習慣への介入の必要性を示す論拠としての価値もある。

関連項目：テーマ3－②、テーマ3－⑤

14. **Comparing diet, oral hygiene and caries status of adult methamphetamine users and nonusers: a pilot study.**
著　　者：Morio KA, Marshall TA, Qian F, Morgan TA.
掲 載 誌：Asia Pac Allergy 2011；1(1)：43-49.
概　　要：無理なダイエットと口腔疾患との関係について解説。メタンフェタミン（麻薬の一種）を痩せるための薬として用いると、口腔内のう蝕や歯周病の危険値は上昇してしまう。薬物に依存したダイエット方法は、単に痩せるだけではない、口腔内も病気になる……　と歯科の立場から警鐘を促す論文である。
関連項目：テーマ3-⑤

15. **Is obesity an oral bacterial disease?**
著　　者：Goodson JM, Groppo D, Halem S, Carpino E.
掲 載 誌：J Dent Res 2009；88(6)：519-523.
概　　要：肥満と口腔内微生物とのかかわりについて解説。口腔内バクテリア叢に問題が起きると（主に悪玉バクテリアが増えすぎると）肥満傾向になるとのこと。肥満の原因に口腔内微生物がかかわっているというユニークな発想とともに、口の中を清潔にすべき意義を啓蒙するための論拠の1つとなる。
関連項目：テーマ3-⑤

16. **Association of ALDH2 genotypes with periodontitis progression.**
著　　者：Nishida N, Tanaka M, Sekine S, Takeshita T, Nakayama K, Morimoto K, Shizukuishi S.
掲 載 誌：J Dent Res 2010；89(2)：138-142.
概　　要：お酒と歯周病との関係について解説。ALDH2型の一部に遺伝子変位をともなう人は歯周炎に高い感受性を示す……　すなわち、歯周病のリスクが高いグループといえる。"百薬の長"といわれるお酒ではあるが、人によっては「飲みすぎは歯周病を悪化させる要因」となる。やはり、ほどほどの飲酒が無難……　と歯科の立場から健康の維持を訴える1つの根拠となる。
関連項目：テーマ4-②

17. **Severe aphthous stomatitis associated with oral calcineurin and mTOR inhibitors.**
著　　者：Habib N, Salaro C, Al-Ghaithi K, Phelps RG, Saggar S, Cohen SR.
掲 載 誌：Int J Dermatol 2010；49(1)：91-94.
概　　要：口内炎と内服薬の関係について解説。免疫抑制剤を経口摂取している人は、アフタ性口内炎ができやすい傾向にある。内科的事情で服薬治療を受けている人は口内炎発現に注意すべきであり、口内炎を訴える患者の医療面接の重要性を示す論拠の1つとなる。
関連項目：テーマ2-③、テーマ3-④

18. **Salivary stress markers, stress, and periodontitis: a pilot study.**
著　　者：Rai B, Kaur J, Anand SC, Jacobs R.
掲 載 誌：J Periodontol 2010；82(2)：287-292.
概　　要：ストレスと口腔の健康とのかかわりについて解説。ストレスは歯周病マーカーの変動に深くかかわるという。唾液中のストレスマーカーと歯周病検査の指標とが相関することから、肉体的精神的ストレスをうまくコントロールすると、歯周病の治療がより有利になる、という根拠の1つになると考えられる。
関連項目：テーマ2-②、テーマ4-①

19. **Interleukin-1 as a genetic marker for periodontitis: review of the literature.**
著　　者：Grigoriadou ME, Koutayas SO, Madianos PN, Strub JR.
掲 載 誌：Quintessence Int 2010；41(6)：517-525.
概　　要：歯周病と遺伝子リスクとの関係について解説。IL-1遺伝子多型のなかでアリル2タイプは歯周炎に高感受性である。今や定説になりつつある、遺伝子リスクと歯周病とのかかわりを示す論文の新しい総説である。
関連項目：テーマ1-②

20. **Caries inhibition by and safety of *Lactobacillus paracasei* DSMZ16671.**
著　　者：Tanzer JM, Thompson A, Lang C, Cooper B, Hareng L, Gamer A, Reindl A, Pompejus M.
掲 載 誌：J Dent Res 2010；89(9)：921-926.
概　　要：う蝕予防とサプリメントとのかかわりについて解説。HK-L型の乳酸菌は口腔内のミュータンスグループの発育を抑制する。口腔内でも乳酸菌のプロバイオティクス効果が期待できる1つの論拠となる。
関連項目：テーマ8-③

21. **Omega-3 fatty acid effect on alveolar bone loss in rats.**
著　　者：Kesavalu L, Vasudevan B, Raghu B, Browning E, Dawson D, Novak JM, Correll MC, Steffen MJ, Bhattacharya A, Fernandes G, Ebersole JL.
掲 載 誌：J Dent Res 2006；85(7)：648-652.
概　　要：歯周病と食事との関係について解説。不飽和脂肪酸（ω-3脂肪酸）を半年間投与されたモデルラットではIgG抗体価が上昇し、下顎骨吸収傾向が減少したという。青い魚などに含まれ、抗酸化作用も期待できる"良い油（DHA、EPA等）"は歯周病の発症進行予防に役立つかもしれない、という論拠の1つになる。
関連項目：テーマ2-①

22. Periodontal therapy improves gastric *Helicobacter pylori* eradication.

著　者：Zaric S, Bojic B, Jankovic Lj, Dapcevic B, Popovic B, Cakic S, Milasin J.

掲載誌：J Dent Res 2009；88(10)：946-950.

概　要：局所と全身(口腔と胃)とのかかわりについて解説。ピロリ菌除菌(3種薬剤経口療法)と併行して歯周病治療を行った群は除菌成功率が77.6％、3種薬剤単独群では除菌率47.6％で、歯周治療を併用したほうが除菌率が2倍近く高い。口腔と胃のかかわりの深さを示すとともに、口腔ケアの大切さを示す論拠の1つとなる。

関連項目：テーマ2-③

23. An overview of herbal supplement utilization with particular emphasis on possible interactions with dental drugs and oral manifestations.

著　者：Abebe W.

掲載誌：J Dent Hyg 2003；77(1)：37-46.

概　要：リラックス効果と口腔の健康との関係について解説。歯科衛生士主導でハーブを用いたリラクゼーションプログラムを行ったところ、口内炎や口腔乾燥の患者の症状が改善したという。診療の合間や家庭でもできる簡単なリラクゼーション方法の提案や、リラックスできる診療室の環境づくりなど、口腔免疫を高めるためのアイデアに活用できる論文である。

関連項目：テーマ1-①、2-②、4-③

24. Bacteraemia due to dental flossing.

著　者：Crasta K, Daly CG, Mitchell D, Curtis B, Stewart D, Heitz-Mayfield LJ.

掲載誌：J Clin Periodontology 2009；36(4)：323-332.

概　要：菌血症について(口腔内細菌と生体内とのかかわり)解説。30秒間フロッシングし静脈血を採血測定したところ、対象者の41％から口腔内細菌が検出されたという。つまり、フロスでも菌血症は起きるという論拠となる。清潔な口腔環境を維持するための根拠として活用できる。

関連項目：テーマ1-③

25. The effects of active and passive participation in musical activity on the immune system as measured by salivary immunogloblin A (sIgA).

著　者：Kuhn D.

掲載誌：J Music Ther 2002；39(1)：30-39.

概　要：口腔の健康と音楽(リラックス環境)との関係について解説。クラシック音楽を30分間じっくり傾聴すると、唾液中の分泌型IgA濃度が上昇したという。音楽療法にも通ずる考え方で、リラックスできる環境は口腔保健にも良い影響を与えるという根拠の1つとなる。

関連項目：テーマ8-③

26. *Prevotella intermedia* induces Prostaglandin E2 via multiple signaling pathways.

著　者：Guan SM, Fu SM, He JJ, Zhang M.

掲載誌：J Dent Res 2011；90(1)：121-127.

概　要：口腔内細菌と生体防御(歯周組織破壊)との関係について解説。歯根膜の線維芽細胞は口腔内の *P. intermedia* の影響を受け、周囲にプロスタグランジンE2(破骨細胞による骨吸収にかかわる)を誘導する。菌が間接的に歯周組織破壊にかかわっていることになる。口腔内細菌はさまざまな目的で生態系をもち、健口(康)に深く関与している……　という論拠の1つになる。

関連項目：テーマ8-①

27. Gingival changes during pregnancy：Ⅱ．Influence of hormonal variations on the subgingival biofilm.

著　者：Carrillo-de-Albornoz A, Figuero E, Herrera D, Bascones-Martínez A.

掲載誌：J Clin Periodontology 2010；37(3)：230-240.

概　要：妊娠期における口腔内環境変化について解説。口腔内の *P. gingivalis* および *P. intermedia* の値が高いと妊娠期にトラブルを起こしやすいという。妊婦に対して口腔内細菌検査を啓蒙する論拠の1つとなる。

関連項目：テーマ4-②

28. Effect of saliva composition on experimental root caries.

著　者：Bardow A, Hofer E, Nyvad B, ten Cate JM, Kirkeby S, Moe D, Nauntofte B.

掲載誌：Caries Res 2005；39(1)：71-77.

概　要：唾液の質についての解説。安静時唾液の場合は"質が高い(リン酸塩、タンパク濃度が一定　など)"ほど、根面う蝕のリスクが少ないという。食生活、生活習慣をしっかりし、唾液の質を高めるとお口のトラブル防止に一役貢献できる。唾液は分泌量も大切だが、質も大切……という論拠の1つとなる。

関連項目：テーマ6-①、テーマ6-②

29. Periodontal disease among indigenous people in the Amazon rain forest.
- 著　　者：Ronderos M, Pihlstrom BL, Hodges JS.
- 掲 載 誌：J Clin Periodontol 2001；28(11)：995-1003.
- 概　　要：アマゾン森林地域での244名に対する横断研究。歯周組織に目立ったトラブルがない対象者であっても雨季になるとプラークや歯石の付着率が高く、測定時の出血（BOP）値が高度であったとのこと。歯周病の発症と進行は、周囲の自然環境に影響を受ける……　という論拠の1つとなる。
- 関連項目：テーマ4－①

30. Obesity and metabolic syndrome in circadian clock mutant mice.
- 著　　者：Turek FW, Joshu C, Kohsaka A, Lin E, Ivanova G, McDearmon E, Laposky A, Losee-Olson S, Easton A, Jensen DR, Eckel RH, Takahashi JS, Bass J.
- 掲 載 誌：Science 2005；308(5724)：1043-1045.
- 概　　要：時計遺伝子に異常が生じたラットはグリセミックバランスが崩れたという研究報告。糖・脂質代謝に問題が起きると、子どもなら肥満傾向に、大人ならメタボリックに近づくことになる。糖脂質代謝異常は口腔疾患（とくに歯周病）のリスク修飾因子であり、それらが体内生物時計と深くかかわっているとすれば、睡眠習慣も健口（健康）を維持するポイントになりうる……　ということを説明するための論拠の1つとなる。
- 関連項目：テーマ4－③

31. 臨床家のための口臭治療のガイドライン
- 著　　者：八重垣 健 編著　宮崎秀夫、川口陽子 著
- 発　　行：東京：クインテッセンス出版，2000.
- 概　　要：2000年に制定された国際口臭学会の分類から、診断、治療に至るまで、口臭臨床のすべてが網羅されている完全版。また、揮発性硫化物に影響を受ける生体の生化学的反応など、基礎研究のデータが豊富に示されているのも特徴。口臭に関するあらゆることが学べる世界で唯一の書物である。
- 関連項目：テーマ5－②

32. 禁煙　あなたのお口と全身の健康
- 著　　者：沼部幸博
- 発　　行：東京：クインテッセンス出版，2012.
- 概　　要：口腔（タバコ）と全身（健康被害）との関係について解説した本。生体に対する生化学的な悪影響に関して口腔医学を主眼に学べる唯一の書物。禁煙支援を科学的にサポートしていきたい場合に適している。
- 関連項目：テーマ4－②、テーマ5－③

33. 絵で見る予防歯科　これは便利!!　患者さん説明用オーラルチャート
- 著　　者：沼部幸博
- 発　　行：東京：クインテッセンス出版，2008.
- 概　　要：口腔健康を総合的に学ぶことができる本。予防に関するすべてを網羅した書物で、口腔内微小生態系に関する概念についても触れ、プロバイオティクスを口腔保健に活用するノウハウを学べる数少ない1冊である。とくに歯科衛生士の予防指導に最適。

34. 免疫（第4版）
- 著　　者：矢田純一
- 発　　行：東京：東京化学同人，2007.
- 概　　要：免疫学の基本中の基本が学べる本。免疫細胞がはたらくための生体側のシステム、絶対普遍の領域を解説している数少ない書物である。

35. 好きになる免疫学　「私」が「私」であるしくみ
- 著　　者：多田富雄 監修　萩原清文 著
- 発　　行：東京：講談社，2001.
- 概　　要：生体免疫のしくみについて、難解な免疫学をマンガで解説した本。胎児が"母親の身体の中で排除されないしくみ"など、命にかかわる免疫の不思議をわかりやすく解説している。

36. 歯科免疫に強くなる本
- 著　　者：内山長司 監修
- 発　　行：東京：クインテッセンス出版，1995.
- 概　　要：歯科医学と免疫学のかかわりについて解説した本。たとえば、根尖性歯周炎に対して生体はどのように反応するかなど、歯科臨床に直結する免疫応答を具体的に学べる唯一の書物。
- 関連項目：テーマ7－①、テーマ7－②

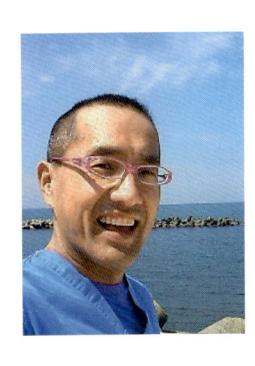

著者紹介

螺良修一　つぶらしゅういち
栃木県宇都宮市・螺良歯科医院・勤務
日本歯科大学新潟生命歯学部生化学講座非常勤講師

【略歴】

1993年	日本歯科大学大学院新潟歯学研究科(専攻：唾液腺機能学)修了
	日本歯科大学新潟歯学部生化学講座非常勤講師
1995年	関歯科医院〔栃木県芳賀郡二宮町(現 真岡市)〕勤務(～1998年)
1998年	螺良歯科医院(栃木県宇都宮市)勤務
	現在に至る

主な研究テーマ：口腔生化学「唾液代替機能性食品に関する研究」　ほか
受賞歴：2008年 FDI(国際歯科連盟) Uniliver Award　ほか

【所属学会・グループ等】

IADR(International Association for Dental Research：国際歯科研究者学会)
Oral & Maxilofacial surgely research group
Periodontal research group
JADR(Japanese Association for Dental Research：IADR 日本部会)
IADT(International Association for Dental Traumatology：国際外傷歯学会)
特定非営利活動法人日本歯周病学会
日本禁煙推進医師歯科医師連盟

【原著論文等】

Tsubura S, Waki Y, Tsubura T. Probiotic effect of *Bacillus subtilis* tablets on periodontopathic oral bacteria. Microbiology Research 2012 ; 3(e23) : 94-98.　ほか

【雑誌連載等】

「免疫学で健口サポート」歯科衛生士 2007年 1 ～ 6 月号
「Dr.Tsubura と学ぼう 健口栄養学」歯科衛生士 2008年 1 ～ 6 月号

歯科衛生士臨床のための Quint Study Club
知っておきたい知識編⑤

指導＆トークに今すぐ活かせる
知っ得！納得！健口免疫アプローチ

2012年12月10日　第1版第1刷発行

著　者　螺良　修一（つぶら　しゅういち）

発行人　佐々木　一高

発行所　クインテッセンス出版株式会社
　　　　東京都文京区本郷3丁目2番6号　〒113-0033
　　　　クイントハウスビル　電話 (03)5842-2270(代表)
　　　　　　　　　　　　　　　 (03)5842-2272(営業部)
　　　　　　　　　　　　　　　 (03)5842-2279(書籍編集部)
　　　　web page address　http://www.quint-j.co.jp/

印刷・製本　サン美術印刷株式会社

©2012　クインテッセンス出版株式会社　禁無断転載・複写
Printed in Japan　落丁本・乱丁本はお取り替えします
　　　　　　　　ISBN978-4-7812-0288-4　C3047

定価は表紙に表示してあります

クインテッセンス出版の書籍・雑誌は、歯学書専用通販サイト『歯学書.COM』にてご購入いただけます。

PCからのアクセスは…
歯学書　検索

携帯電話からのアクセスは…
QRコードからモバイルサイトへ